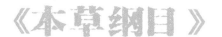

《本草纲目》

时令饮食养生攻略

有声版

杨秀岩 主编

中国轻工业出版社

前言

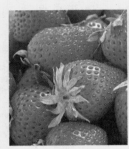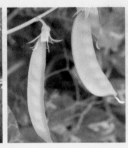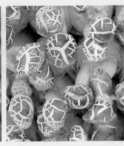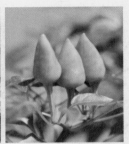

孔子在《论语·乡党》中说："不时，不食"。大意是说，饮食要合乎时令，不吃违背自然生长规律的食物，不吃不合乎自然与人体阴阳变化的食物。因为只有按自然生长规律成熟的食物，才得天地之精气，才能滋养元气；也只有符合自然规律的饮食，才能让身体更好地适应阴阳变化，与自然保持平衡。

然而，如今大多数人的饮食现状却正好与之相反。大棚蔬菜、温室养殖的盛行，让食物不再受制于时令，很多原本时令性很强的食物，现在一年四季都出现在了货架上。种类繁多的反季节食物让很多人忘记了它们各自生长成熟的天然日期。健康的饮食要合乎时令，为了健康，我们需要重新回归"天人合一"的时代，让时令饮食当道。

本书以《本草纲目》为基础，顺应自然规律，提供了一种更健康、更营养的饮食方式，并按各类常见食物的自然成熟时间为你推荐了丰富的时令食物，以及大量的时令养生菜谱。

最后，为了方便查阅各个时令的应季食物，我们将常见时令食物做成速查表放在卷首，方便你选择正确的时令食材，确保吃得科学、吃得健康。

常见时令食物一览表

（本书采用的时间以公历计时，各食材成熟时间根据品种、气温、地域等差别会有所不同，本书所指成熟期为集中成熟时间）

蔬菜

香菜
一般在 8 月下旬至第二年 4 月上旬播种，6~9 周即可采收。

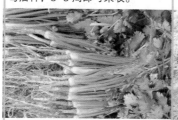

香葱
四季都可栽培，春、秋产量最高，初春营养最丰富。

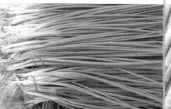

春笋
出笋期为立春后的 2 月 ~4 月。

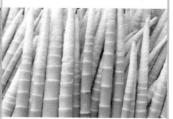

香椿
3 月为盛产期，香椿芽以谷雨前的为佳，北方略晚。

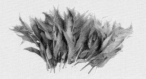

韭菜
春、夏、秋三季均可收获。

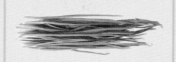

苋菜
6 月 ~9 月是盛产时间。

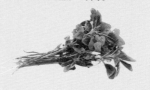
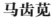

荠菜
3 月 ~4 月、10 月大量上市。

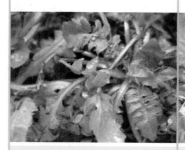

豌豆苗
田间的豌豆苗每年 5 月 ~6 月、10 月 ~12 月均可采收。

马齿苋
4 月 ~8 月是生长旺季，也是食用的最佳时期。

莴笋
春莴笋通常在 3 月 ~5 月成熟；秋莴笋一般在 9 月 ~11 月成熟。

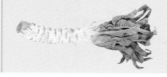

芦笋
4 月 ~5 月大量上市，此时的芦笋最好吃。

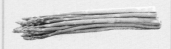

丝瓜
每年的 5 月 ~7 月为其盛产期。

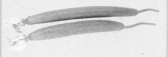

蒜薹

大量上市时间为5月。

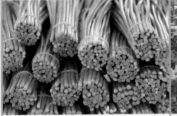

蒲公英

一般4月~9月是采收期，不过质量、味道最好的是4月采收的。

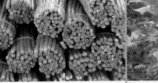

菠菜

春菠菜在5月采收；夏菠菜在8月~9月采收；秋菠菜在10月~11月采收；越冬菠菜在2月~3月采收。

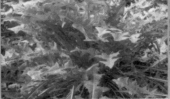

茭白

5月~6月的茭白最鲜美。

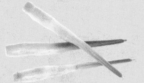

西葫芦

春播西葫芦在4月~5月采收；秋播西葫芦在9月~10月采收。

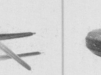

茼蒿

每年5月~6月、10月~11月可分别采收春播茼蒿和秋播茼蒿。

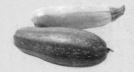

圆白菜

春播3月~4月收获；夏播6月~7月收获；秋播9月~10月收获，圆白菜耐寒，可延长到11月收获。

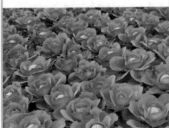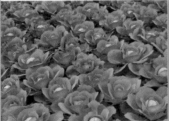

菜花

春季菜花在2月~4月收获；秋季菜花在10月~12月收获。

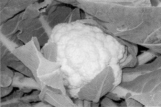

枸杞菜

南方一年四季均可采收，春季、秋季产量最高，夏季、冬季产量下降。春季质量最好。

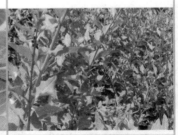

空心菜

5月~7月大量上市。

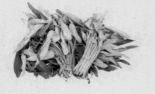

生菜

高寒地区春播夏收，华南地区11月至第二年4月收获。中原地区6月~9月大量上市。

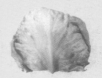

番茄

番茄自然成熟时间为6月~9月。

土豆

春播 5 月采收；夏播 7 月采收；秋播 11 月采收。一般 5 月 ~6 月采收的品质最佳。

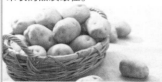

洋葱

一般来说，夏季是洋葱大量上市的季节。

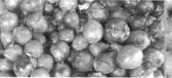

生姜

7 月 ~8 月可陆续采收。立秋后采收嫩姜，老姜在 10 月 ~11 月采收。

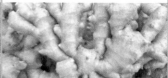

山药

大部分品种在 7 月 ~11 月成熟，也有些品种在 12 月至第二年 1 月采收。

芋头

早熟品种在 9 月 ~10 月采收；中熟品种在 10 月 ~12 月采收；晚熟品种 11 月至第二年 1 月采收。

荸荠

9 月 ~11 月采收。

毛豆

5 月 ~10 月采收毛豆荚。

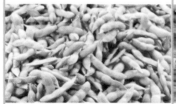

四季豆

春播四季豆 6 月 ~8 月采收嫩豆荚；夏、秋季播种的四季豆在 7 月 ~10 月下旬采收。

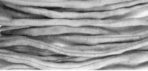

扁豆

7 月 ~8 月采收未成熟豆荚鲜用；10 月 ~11 月采收成熟豆粒。

南瓜

7 月 ~8 月采嫩瓜做蔬菜食用；8 月 ~9 月采老瓜。

冬瓜

采收时间集中在 6 月 ~8 月。

茄子

早熟茄子在 7 月 ~8 月采收；晚熟茄子在 9 月 ~10 月采收。

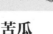

莲藕

一般在 7 月 ~10 月采收。

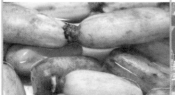

黄瓜

一般来说，6 月 ~8 月是黄瓜大量上市的时间。

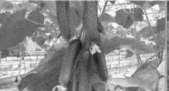

苦瓜

7 月 ~9 月采收嫩果食用。

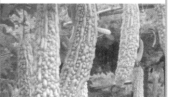

百合

基本在 7 月 ~9 月采收。

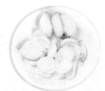

菱角

7 月 ~9 月采收。

芥蓝

早熟品种在5月底至6月初采收；中熟品种在8月底至11月初采收；晚熟品种在11月底至第二年3月初采收。

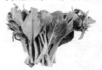

青蒜

头年深秋播种，12月至第二年2月收获。

油菜

12月至第二年2月采收。

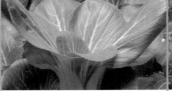

芹菜

每年1月~3月、5月~7月、10月~12月分别有不同品种的芹菜上市。

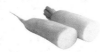
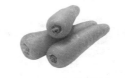

萝卜

夏萝卜在5月~6月播种，7月~8月采收；秋萝卜在7月~8月播种，10月~11月采收。

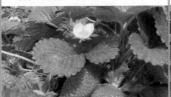

胡萝卜

大部分品种在 10 月 ~11 月采收。

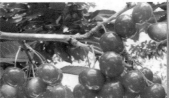

白菜

10 月 ~11 月是大量上市的时间。

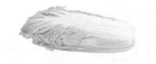
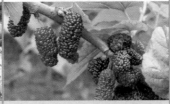

水果、干果

草莓

一般在 3 月 ~5 月成熟。

樱桃

一般在 4 月 ~5 月成熟。

桑葚

一般在 4 月 ~6 月成熟。

枇杷

一般在 3 月 ~4 月成熟。

荔枝

广东早熟品种在3月下旬成熟；其他品种在 5 月 ~7 月成熟。

西瓜

早熟品种在 5 月成熟；一般品种在 6 月 ~7 月成熟。

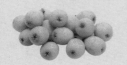
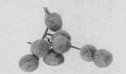

芒果

一般在5月~8月成熟。

杨梅

一般在6月~7月成熟。

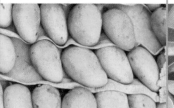

葡萄

一般在7月~9月成熟。

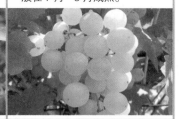

桃

一般在6月~9月成熟。

桂圆

一般在7月~9月成熟。

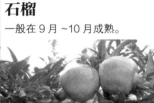

猕猴桃

采收时间一般在8月~10月。

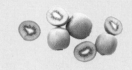

苹果

大部分品种在9月~11月成熟。

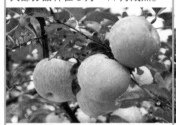

石榴

一般在9月~10月成熟。

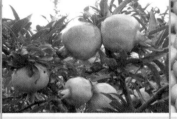

金橘

一般在11月~12月成熟。

木瓜

一般在9月~10月成熟。

山楂

一般在9月~10月成熟。

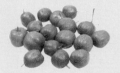
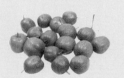

柚子

通常在10月~11月成熟；早熟品种在9月成熟，晚熟品种可迟至第二年1月~2月成熟。

花生

一般在7月~8月成熟。

栗子

大部分品种在9月~10月成熟。

松子

一般在10月~11月成熟。

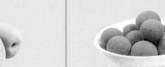
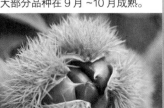
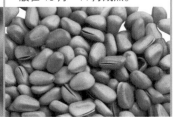

莲子 一般在 7 月 ~9 月成熟。	**柿子** 一般在 10 月左右成熟。	**橙子** 一般在 11 月成熟，11 月 ~12 月为上市高峰期。
	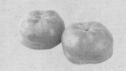	

菌类

香菇 一般在冬季 12 月至第二年春季 3 月大量采收。	**木耳** 春耳在 2 月 ~3 月采收；伏耳在小暑前采收；秋耳 9 月 ~10 月采收。	**银耳** 银耳又叫雪耳，其菌丝生长最适宜的温度为 24~25℃，春、秋两季均适宜种植收获。
	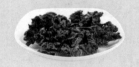	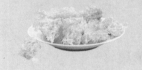

水产品、禽畜肉

鲤鱼 一年四季都有，7 月 ~9 月的鲤鱼最肥美；2 月 ~4 月的鲤鱼有鱼子。	**鳜鱼** 一年四季都有，3 月 ~4 月和 9 月 ~10 月的鳜鱼肉质最为肥美。	**鲫鱼** 一年四季都有，2 月 ~4 月和 8 月 ~12 月的鲫鱼最肥美。
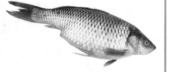	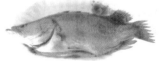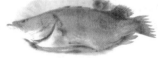	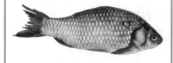
带鱼 一年四季都有，2 月 ~3 月的带鱼肉质最为肥美。	**虾** 每年的 4 月 ~6 月，虾的肉质最为肥美。	**黄鱼** 端午节前后是大黄鱼的食用最佳时期，清明至谷雨是小黄鱼的食用最佳时期。
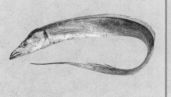	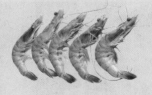	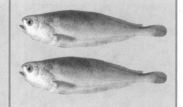

鳝鱼

一年四季都有，小暑前后6月~8月的鳝鱼肉质最为肥美。

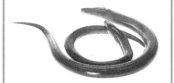

鲈鱼

一年四季都有。9月~11月肉质最为肥美。

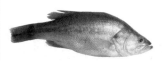

鲢鱼

一年四季都有，11月~12月的鲢鱼最为细嫩鲜美。

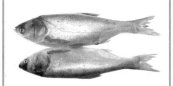

河蟹、海蟹

一般来说，9月~11月是河蟹最肥美的时候。海蟹在3月~5月和9月~10月最适宜食用。

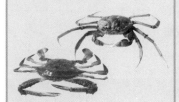

甲鱼

每年的10月~12月是捕捞甲鱼的最佳时节，此时的甲鱼肉质最为鲜美。

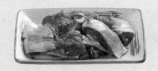

海带

每年的4月~9月采收。

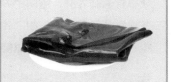

紫菜

9月下旬至12月采收，第一次采收的质量最好。

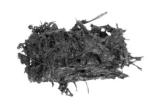

羊肉

一年四季都有，12月肉质最好。

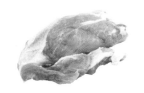

牛肉

一年四季都可以吃，因为牛肉属于进补食物，秋、冬进食可以暖身，夏季进食容易上火。

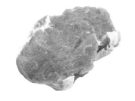

鸡肉

一年四季均可食用，冬季食用鸡肉可缓解畏寒怕冷的症状。

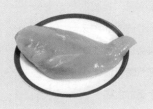

鸭肉

鸭肉一年四季均可食用，但鸭肉性偏凉，所以夏、秋季最适宜食用。

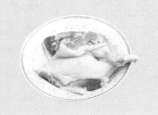

鸽子

鸽子是比较滋补的食材，在冬季吃比较适宜，夏季食用时和绿豆同煮，可滋阴美颜。

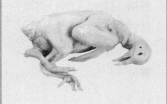

目录

扫码收听
本书附赠音频课

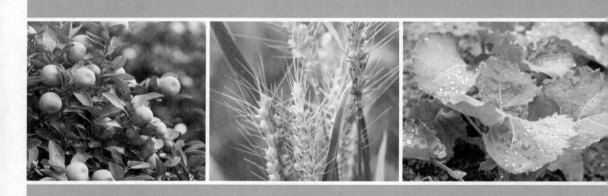

扫码收听
本章附赠音频课

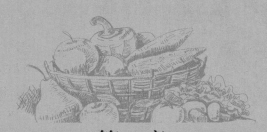

第一章

顺时而食，天人合一

人与自然是一个统一的整体，人体的气血运行和脏腑活动都与大自然的气候变化紧密相连。只有顺应四时的变化合理安排饮食，才能以自然之道养自然之身。

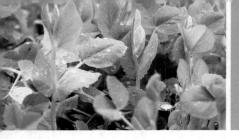

顺时而食，饮食要合乎自然规律

人体中隐藏着季节的秘密

中医认为，四季气候不同，人体必定会受到季节更替、气候变化的影响而产生某些反应，呈现季节性差异。自然界遵循"春生、夏长、秋收、冬藏"的规律，而人体器官的各项机能、脉象、气血运行、皮肤腠理的开合都随着季节的推移而呈现有规律的变化。这说明人体中隐藏着季节的秘密。

春、夏季节，天气变暖，在体内蛰伏一冬的阳气向外生发，推动血液趋向于体表，皮肤的血液循环加快，汗液疏泄。多汗，这是人体在以出汗散热的方式来调节体内阳气的过分亢盛。

秋、冬季节，随着气温的降低，人体要保护阳气不受伤害，则阳气应该内敛，气血趋向于里，表现为皮肤致密，多尿少汗，这是人体保证阳气不过分向外耗散，同时又可保证水液代谢正常。这就是人体随季节变化而进行的自我调节。

每个季节都有符合其气候条件而生长的时令蔬果，得天地之精气，营养价值高。所以，人们的饮食也要融入大自然之中，遵循天人合一的哲学思想。食物选择、烹饪加工、饮食方法都要随着四时的气候变化、寒热温凉，做适当调整。

中国人喜欢遵循四季变化规律过日子，这种强调适应宇宙节律的哲学思想是华夏饮食文化所独有的。孔子说的"不时，不食"，说到底，就是要求人们顺应大自然的节律进食，遵循天人合一的哲学思想。与自然的"天人合一"是中国饮食文化升华的标志，表明了饮食不只是疗饥维生，而是和自然相呼应的生命运动。

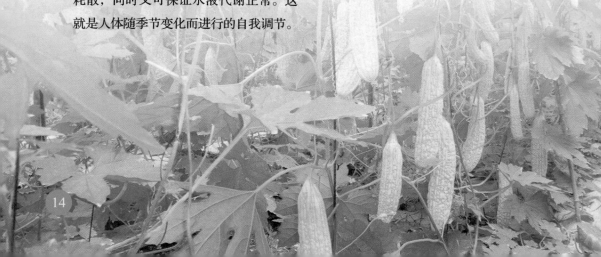

春季宜补脾养肝，养护阳气

宜重养阳

春季气温上升、阳气逐渐旺盛，此时养生宜顺应季节变化，侧重于养阳。阳，是指人体阳气，中医认为"阳气者，卫外而为"，即指阳气对人体起着保卫作用，使其免受自然界六淫之气的侵袭。因此，春天的饮食宜多吃补阳气的食物，以使人体阳气充实，增强人体抵抗力。

阳气是温热之气，凡性质寒冷的食物，均会导致人体阳气的损伤。所以，我们应尽量少吃各种寒性的食物，如冷饮、绿茶、西瓜、海鲜、绿豆粥等。

春季的时令蔬菜，如韭菜、香菜、葱等甘辛食物均能助春阳，可适当多吃。

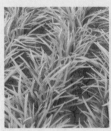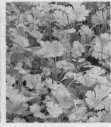

宜吃青色食物养肝

根据中医五行理论，春属木，主生发，与肝相对应，肝气在春季转旺，容易出现肝火过旺的情况，导致心烦、急躁、易怒，有时甚至有胸肋刺痛感，眼睛容易发干、发涩、发红等。因此，春季应尤其注意养护肝脏。

青色入肝，能起到养肝的作用，帮助调节肝胆功能，缓解肝胆压力，特别是在清热、平息肝胆之火方面有一定的作用。

推荐时令食物

菠菜：疏肝养血、养肝明目、滋阴润燥。

其他常见的春季青色食物有香菜、小油菜、韭菜、葱、莴笋等，这些食物都有很好的舒肝养血、滋阴明目的作用。

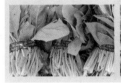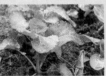

宜补脾养肝

根据中医五行理论，肝属木，而脾属土，木土相克，即肝旺可伤及脾，影响脾的消化吸收功能。为了避免肝气过旺而损伤到脾，饮食要注意养肝补脾，而酸入肝，多吃酸味食物，会加强肝的功能；甘入脾，多吃甘味食物可补脾，所以春季饮食要少酸多甘。

推荐时令食物

春笋：味甘，性寒，可化热，消痰，爽胃。

荠菜：味甘，微寒，可明目，益胃。

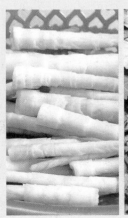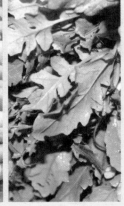

多吃新鲜蔬果，注意防春火

春季风多，气候干燥，在清明节之后，气温回升加速，人体的水分易通过出汗、呼吸而大量散发，加上春季人体的肝火旺盛，易出现牙疼、口舌生疮、嗓子哑等上火现象。为了避免上火，饮食宜清淡，多吃新鲜的时令蔬果，并及时补充水分，还要少吃容易引起上火的食物，如荔枝、桂圆、榴莲、咖喱、辣椒、胡椒、花椒等。

已经上火的话，也可少量吃一些苦味食物。

推荐时令食物

蒲公英：味甘，性寒，清热解毒。

生菜：性寒，可通经脉、解热毒。

还可以喝点菊花茶、苦丁茶等，一定要注意适量，去火即停，以免阻遏阳气生发。

 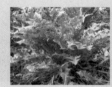

合理调节饮食，消除春困

很多人在春天整日困倦乏力、眼涩、头晕、提不起精神，这种症状就是"春困"。之所以会春困，是因为人体表皮毛细血管和毛孔在春天顺应季节的变化而明显舒张，体表血液流动加速，供应量明显比冬季时要多，进而使流入大脑的血液相应减少了，最终导致脑神经兴奋程度降低。

另外，春季阳光照射不足，人体内缺少足够的维生素D，使得人体的免疫力和工作能力降低了许多，也使得人体功能大多处于半睡半醒状态，引发了"春困"。

合理调节饮食可有效摆脱春困，具体方法如下：

1. 多吃鸡、鱼、瘦肉、低脂奶等食物，以增加优质蛋白的摄入量，使精力充沛。

2. 少吃寒凉、油腻食物，以免加重脾胃负担，使人产生疲惫感。

3. 多食新鲜的时令蔬果，补充多种维生素，以帮助恢复体力、消除春困。

夏季宜补肺养心，促进阳气"长旺"

宜重养阳

春主生、夏主长，春、夏养生都重在"养阳"，顺应春生、夏长之气使人体阳气有序生发。与春季养阳相同，夏季养阳也要注意少吃性质寒凉的食物。夏季过食生冷易损伤脾胃阳气，容易使机体阳气不足，全身气血运行失调，同时加重体内的湿气，使食欲更差，容易出现胃脘胀闷、大便稀溏等症状。

宜吃红色食物养心

五脏中的心对应着夏季。夏季气候由温转热，与之相应人体心气转旺，心火旺，心脏的负担就重，故夏季应以养心为主。

中医五行学说认为，夏应赤，赤为心色。因为红色食物被人体消化、吸收后能作用于心，且大多具有养血补血、活血化瘀和促进血液、淋巴液生成的作用。此外，红色食物还能为人体提供丰富的优质蛋白和大量矿物质以及微量元素，可保护心血管。所以，夏季应多吃红色食物。

推荐时令食物

西瓜：性寒，味甘，可清热解暑，除烦止渴，利小便。

番茄：味甘、酸，可清热解毒，凉血平肝。常吃番茄能减少心脏病的发病率。

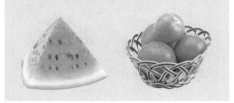

宜补肺养心

心属火，夏季气候炎热，是人们容易"心火旺"的时节，容易出现心悸、失眠、多梦、舌尖痛、口舌糜烂、尿黄灼热等症状。心火旺是由于外感"火""热"之邪，或人体内部因阳盛有余而化火，或阴虚火旺，或邪郁化火，或五志过极、气机不畅、阳气不能宣发所致。

而肺属金，火克金，心火旺则易导致肺虚。在五味中，苦与心相对应，苦味可旺心气；辛与肺相对应，辛味可补肺。为避免夏日心火过旺而损伤肺气，饮食上应少苦多辛，适量食用辛味食物，避免心气偏亢，并补益肺气。

推荐时令食物

茼蒿：味甘、辛，宁心安神，润肺补肝。

洋葱：味甘、微辛，理气和胃，发散风寒，预防感冒。

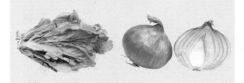

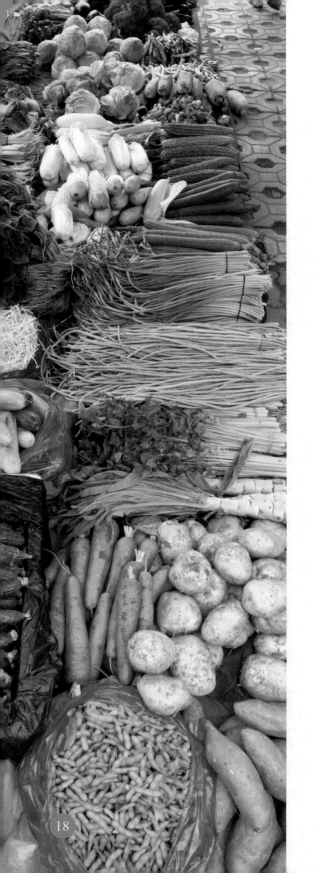

宜"粗茶淡饭"，不应恣食生冷

夏季酷热，肠胃功能受其影响有所减弱，人们的食欲普遍下降，饮食应清淡易消化，多吃"粗茶淡饭"，有助于脾胃功能的增强；而不宜常吃肥甘厚腻的食物，以免加重脾胃负担，使脾阳虚弱出现痰湿。

可适当吃些生冷食物，能消暑解渴，帮助消化，促进食欲，但不能恣食生冷，以免过度刺激肠胃，引发胃痛、腹痛、腹泻等消化系统疾病。

多吃富含钾的食物

暑天出汗多，随汗液流失的钾离子也比较多，当钾未能得到补充时，就会引发低血钾，使人体倦怠无力、头昏头痛、食欲不振。热天防止缺钾最有效的方法是多吃富含钾的食物。

荔枝、桃、李子等水果富含钾元素，可多吃些。

毛豆富含钾元素亦可多吃。

茶叶中亦含有较多的钾，夏天多饮茶，既可消暑，又能补钾，可谓一举两得。

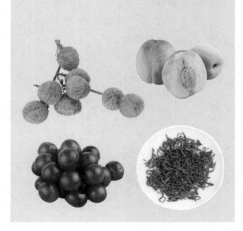

秋季宜润肺养肝，滋阴"养收"

宜重养阴

秋季是夏、冬两季的过渡时期，气温由热向寒转变，阳气逐渐收敛，阴气慢慢滋长，养生也由"养阳"转向"养阴"，应使体内保证气血运行的阳气有所收敛而不致外散，以积累生命活动所必需的精气和营养。所以，秋季应注意保养内守之阴气，养生保健必须遵循"养收"的原则。

秋季天气干燥，燥邪为患，容易伤阴，所以在秋季宜服用滋阴之品以防燥邪，同时要注意饮用足量的水来保证自己的阴液充足。

辛辣之品易生内热，酒易生湿热，热灼易伤阴。因此，秋、冬要避免过食辛辣和过量饮酒，以防伤阴。

宜吃白色食物润肺

秋季气候的主要特点是"燥"和"干"，干燥易伤人体。口腔和鼻孔就是燥气侵入肺部的突破口。倘若侵入肺部的燥气不能及时化解，就会影响肺部的功能，使肺部的阴气受到损害，并引发发热、发冷、头疼、少汗无汗、口干舌燥等症状。

秋季养生应预防燥邪伤肺，可吃一些滋阴养肺、生津润燥的食物来预防燥火对肺部的损害。中医五行理论认为，白色对应肺，白色食物入肺经，可滋阴润燥，止咳平喘，对秋燥伤肺有很好的食疗效果，吃白色食物可达到养肺效果。

推荐时令食物

梨：有润肺、止咳、消痰、降火等食疗功效。秋季气候干燥，当出现口渴、便秘、干咳等症状，或因内热导致烦渴、咳喘及痰黄时，宜多吃梨，以清热润肺。

银耳：可生津润肺、滋阴养胃，适用于肺热咳嗽、肺燥干咳、胃肠燥热、便秘等症。历代医家常用银耳制成饮品预防秋燥，如银耳雪梨汤、银耳羹等，其中的食材都是白色的。

注意，白色食物性偏寒凉，生吃容易伤脾胃，对于脾胃虚寒（表现为腹胀、腹泻、喜食热、怕冷等）的人来说，将其煮熟后吃，方可减轻其寒凉之性，既养肺又不伤脾胃。

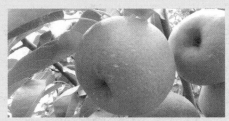

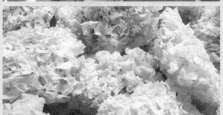

宜润肺养肝

中医五行理论认为，肺属金主辛，肝属木主酸，金克木，肺气太盛克肝木，损害肝脏功能。"少辛多酸"可防肺气过盛而致肝气郁结。所以，秋季宜吃一些含酸较多的食物，以增强肝脏的功能，抵御过盛肺气的侵入。

为了增强肝脏功能，秋季不宜过量食用葱、姜、蒜、辣椒等辛味食物，以防肺气过旺；可多吃一些酸味的时令蔬菜和水果，以养护肝脏。

推荐时令食物

山楂：味甘、酸，可消食健胃，活血化瘀。

红豆：味甘、酸，可养心补血，健脾除湿。

辛味食物并非绝对不能吃，秋季干燥，万物收敛，人体内的湿气也会随之积蓄，适当地吃些许辛味食物，有助于湿气发散。

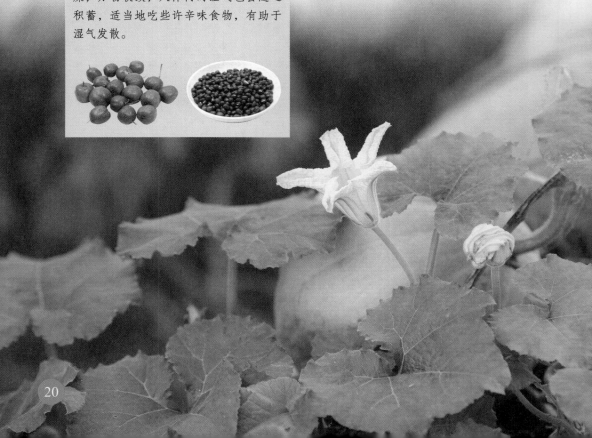

先养好脾胃再进补

秋季调养要先调理脾胃，尤其是那些脾胃虚弱的人更要注意保养好脾胃。这是因为刚刚经历过高温的夏季，人的脾胃功能减弱，秋凉后如果马上进食大量的补品，会增加脾胃的负担，所以秋季在进补前，要先养好脾胃，然后再看准食物进行秋补。

秋季进补要分清虚实。中医养生的原则是"虚则补之，实则泻之"，不是虚证的人不宜乱补。虚证又分阴、阳、气、血之虚，对症食补才能有益身体，否则会适得其反。因此，秋季饮食要根据体质选择合适的进补食材。

冬季宜补肾养心，护阴"养藏"

宜重养阴

冬季人体的阳气随着自然界的转化而潜藏于内。进入冬季之后，阳气潜藏，阴气盛极，草木凋零，万物趋向于冬眠状态，养精蓄锐，为来春生机勃发做准备。冬季养生应顺应自然界的闭藏规律，以敛阴护阳为根本，以补肾温阳、培本固元、强身健体为首要原则。

饮食上应选择一些滋阴潜阳、温热补益的食物，以达到强身健体和暖身御寒的目的。同时一定要注意多吃清淡的食物，《黄帝内经》认为："阴之所生，本在五味，阴之五官，伤在五味"。意思就是食物和药物过于酸、甘、苦、辛、咸均会伤及阴精。

宜补肾养心

冬季是肾主令之时，肾主咸味，心主苦味，根据中医五行理论，咸能胜苦。故《四时调摄笺》中指出："冬日肾水味咸，恐水克火，心受病耳，故宜养心。"所以，冬季的饮食应少咸增苦以养心气，以保心肾相交，食辛主苦，使肺气直达，固实肾气。

推荐时令食物

胡萝卜：味辛、苦，可健脾和胃，补肾养血。

柚子：味甘、酸，可生津止渴，和胃降逆。

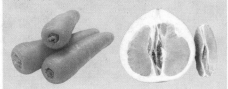

宜吃黑色食物补肾

冬季肾气最易耗损，保健养生要注重补肾。肾主藏精，肾中精气为生命之源，人体生长发育、衰老，以及免疫力、抵抗力的强弱，都与肾中精气的盛衰密切相关。肾气充盈，则精力充沛，筋骨强健，步履轻快，神思敏捷。肾气亏损则阳气虚弱，腰膝酸软，易感风寒，多生疾病。

黑色入肾经，故食用黑色食物，能够益肾强肾。

推荐时令食物

黑芝麻：具有补肝肾、益精血、润肠燥的作用，且富含蛋白质、脂肪、维生素E、B族维生素及钙、磷、铁等矿物质，有延缓衰老的作用。

其他食物如黑米、甲鱼、乌鸡等，都有滋补肾脏的作用。

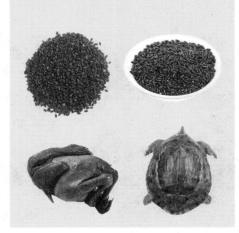

宜吃温热食物御寒

冬季气温寒冷，人体散失的热量更多，建议适当食用一些热量较高的食物，增加糖、脂肪、蛋白质的摄入量，可以提高身体的御寒能力。

另外，冬季畏冷与体内缺钙、铁元素有关，如缺铁性贫血会引起血液循环不畅，使人体产热减少，从而导致体温偏低。因此，冬季应多吃钙、铁含量高的食物（如动物的肝脏、猪瘦肉、蛋黄、牛奶、豆制品等）补钙、补铁。

注意，进补前最好先调理好脾胃功能，避免"虚不受补"。

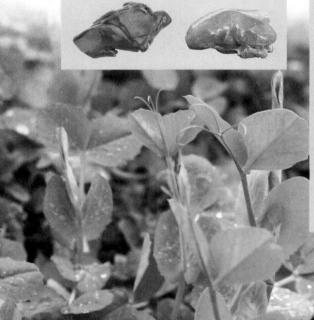

冬日进补方法要适当

"冬至阳生"，自冬至之日开始，日渐长而夜渐短，于此时进补，可以助长阳生之气，故一般中医常劝人于每年冬至开始进补。不过，"冬令进补"还应根据自身实际情况有针对性地选择清补、温补、小补或大补，千万不可盲目"进补"。

因地制宜

西北地区冬季天气寒冷，宜进补大温大热之品，如牛肉、羊肉等。

长江以南地区虽已入冬，但气温较西北地区要温和得多，进补应以清补甘温之味为宜，如鸡、鸭、鱼等肉类。

高原山区雨量较少且气候偏燥的地带，则应多食甘润生津的果蔬、冰糖等。

因人而异

许多人往往习惯在冬季服人参、鹿茸、阿胶、黄芪等，这些补品对人体各有益处，但如果服用不当则不仅不会见效，还会产生一些不良反应。如阴虚体质误用高丽参、肉桂、鹿茸等补阳药，则阴更虚，且虚火更大。阳虚体质误用当归、枸杞子、生地黄等补阴药，则阳气更虚，且容易因肠胃负担过重而导致腹泻。因此，冬季进补首先要辨清体质。

跟着时令去饮食，越吃越健康

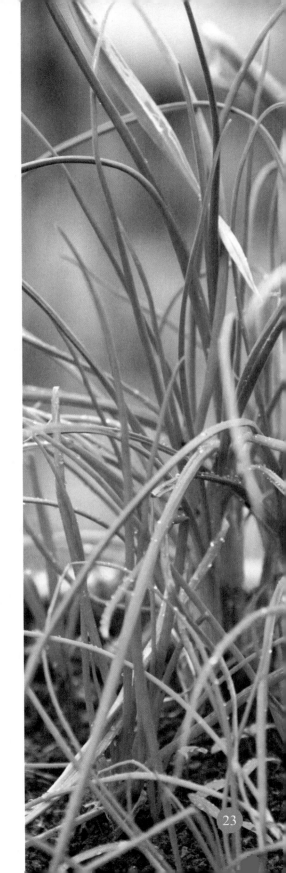

大棚种植技术的推广，让大家可以在一年四季吃到各种蔬果，顺时而食的养生理念已经渐渐被人遗忘，日常饮食中，估计已经很少有人能有意识地按时令选择蔬果了。然而，时令蔬果口味佳，更有营养，这是不争的事实。

"小满河歪（蚌）瘦鳖子，夏至鲫鱼空壳子，端午螃蟹虚架子。"

"五月萝卜空心菜，六月韭菜老驴草。"

以上这些流传于民间的谚语，说明了不同季节对物产有着非常重要的影响，符合时令的食物才最美味，也最符合自然规律。

中医认为，根据季节特点，结合个人的体质、食物或药物的性味等，合理调配饮食，可以增进人体对外界的适应力，从而达到调整阴阳、恢复内在动态平衡的目的。人体只要始终保持阴阳相对平衡的状态，就可以预防和减少疾病。

要想预防和减少疾病，最重要的是调节自身的免疫力。要想保持良好的身体免疫能力，除了要积极锻炼身体，保持良好的作息规律和心态外，还有一个非常重要的环节，那就是要保持营养的均衡。人体的营养状况对人体的免疫功能有着相当重要的影响，因为我们每天所摄取的各种营养素都是维持人体正常免疫功能的物质基础。

时令果蔬被自然雨露滋润，维生素 C、花青素等植物抗氧化营养素含量丰富，而且营养成分更容易被人体吸收。经常食用时令果蔬，不仅有助于提高身体的抵抗力，对于美容养颜也大有好处，可以帮助皮肤抗氧化，令皮肤变得白皙水嫩。

比如春季饮食，经历了一个冬季的滋补后，此时应多吃些当季的鲜嫩蔬菜，如芹菜、菠菜、韭菜、莴笋等，不但可让肠胃休息一下，也可借由这些蔬菜丰富的膳食纤维加速体内油脂和毒素的排出，以促进新陈代谢。同时，春季又是气候由寒转暖的季节，细菌、病毒等微生物开始繁殖，活力增强，容易侵犯人体而致病，而吃春季的时令蔬菜不但可以改善冬季维生素摄取不足的问题，还能增强上呼吸道黏膜和呼吸器官的功能。

注意，在选择时令果蔬时，要本着多样化的原则。不管是叶类、瓜果类，还是豆类、根茎类等，只要是在本节气出产的都可以选择，这样才可以摄入多种多样的营养素。另外，果蔬中有些营养素和酶类是怕热的，所以，建议大家在食用时可以采用生熟混搭的办法。如番茄和黄瓜，可以做熟吃，也可以生着吃，这样既丰富了餐桌菜品，又摄入了多种营养成分。

健康的饮食不仅要顺时而食，还要注意"因时而忌"的原则：春季多风，忌寒湿之品；夏季多暑，忌毒热煎炒之食；秋季多燥，忌香燥伤津之品；冬季多寒，忌生冷寒凉之物。

正如李时珍在《本草纲目》中所说：

"顺时气而养天和。"人应该顺从自然、顺从天地而养生，顺应自然，并接受大自然的恩赐，这是人类生存的最高境界。顺时而食会对体内的阴阳平衡起到事半功倍的作用，让你越吃越健康。

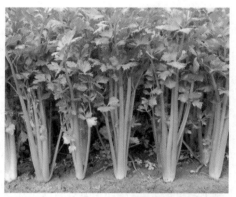

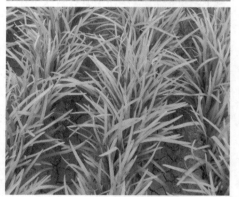

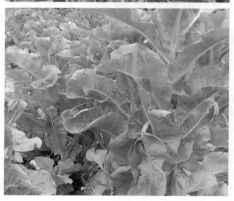

饮食要随时而变，也要因地制宜

不同地区由于地势、气候条件及生活习惯各异，人的生理活动和病变特点也不尽相同，因此饮食调养也要因地制宜。

一方水土养一方人

在选择饮食上，地理环境对人体亦有影响，如北方气候多寒冷，故北方人爱吃面、肉、奶等热量较高的食物以御寒；南方气候多湿热，故南方人爱吃稻米、鱼等凉性的、热量较低的食物。多湿的地区如四川，人们爱吃辣以驱湿气，很多人在当地吃辛辣食物从不上火，可是到北方后稍微吃辣就上火，口干舌燥、脸上长痘。

另外，地域气候也会影响到当地人的口味，如山西、陕西等地的人多喜吃酸；云、贵、川、湘等地的人喜欢辛辣；江浙等地的人则喜甜咸口味；东北、华北各地的人又喜吃咸与辛辣；沿海居民喜吃海味；西北居民则喜吃乳制品等。

所有选择都体现了一个原则，那就是"饮食也要因地制宜"，正如俗语所说："一方水土养一方人。"不同的地区都有各具特点的养生食物。

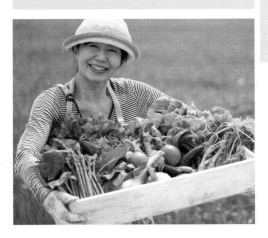

道地食材最养生

中医讲究选择道地药材给病人治病，在饮食上也同样有道地食材最养生的概念。

如入冬以后，岭南地区最有名的增城迟菜心便是当地人的首选菜。顾名思义，迟菜心要比一般的菜心上市更晚。增城迟菜心为冬种蔬菜，立冬前栽种，至深冬才上市。增城迟菜心菜质鲜嫩，食之爽脆甜美，久嚼无渣，风味独特。晒制的菜干更是上乘汤料，汤味甘醇，亦能清心润肺、去热解毒，符合现代人绿色、健康、营养的饮食追求。

再如东北三省的蕨菜，在早春采收期柄叶鲜嫩，味道鲜美、营养丰富、风味独特，炒食、凉拌均可，被称为"山菜之王"。在春暖花开之时吃上一道凉拌蕨菜，那真算是又美味又合时令。

而来自江河湖泊与稻田的水乡系列食材，像邛海银鱼、马湖莼菜、稻田螺蛳等，都是名副其实的生态食材，既美味又养人。

可以说，食物养生的最高境界就是按照时令吃当地出产的食物。

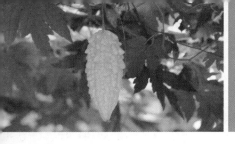

特别说明:五色五味养五脏

五脏是人体健康之本

五脏是指心、肝、脾、肺、肾,主要功能是化生和贮藏精气。精气是充养脏腑、维持生命活动不可缺少的营养物质,包括气、血、津液。这些营养物质构成了人体的根本。

五脏坚固,血脉和调,肌肉解利,皮肤致密,营卫之行,不失其常,呼吸微徐,气以度行,六腑化谷,津液布扬,各如其常,故能长久。

——《黄帝内经》

上边这段话的意思是:如果五脏的功能良好,水谷精微等营养物质就能通过六腑贮存并传导输送到全身。当这些营养物质填充血脉时,我们的精神状态能够良好;当这些营养物质填充肌肉时,我们的身体能够强壮;这些营养物质布散到体表时,我们的皮肤能够抵挡外来的邪气,这个时候我们的身体才能够达到最佳的状态并能拥有较长的寿命。

五脏之间相生相克

五行是古人通过观察自然现象留给我们的智慧。五行即木、火、土、金、水,它们之间存在相生相克的关系。

> 相生:指木生火、火生土、土生金、金生水、水生木;
>
> 相克:指木克土、土克水、水克火、火克金、金克木。

这种相生相克的关系就形成了一个循环(图1),一旦有一个环节出现了异常,其他的四行就会对这个环节进行反馈调节,从而使这个系统恢复到平衡的状态。但是如果这个异常环节影响太大,超过了其他四行调节的限度,它就会影响整个系统的运行。如果继续这样发展下去的话,这个系统就有可能崩溃。

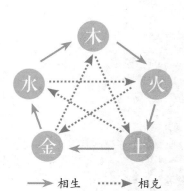

⟶ 相生　┅┅▶ 相克

图1:五行生克制化图

人体的五脏也是这样的关系，五脏的肝、心、脾、肺、肾对应五行的木、火、土、金、水（六腑指胆、胃、小肠、大肠、膀胱、三焦，五脏六腑相互依存，相互制约），它们之间的关系也是像五行这样既有相生，又有相克（图2）。

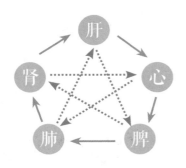

图2：五脏生克制化图

如果有一脏出现了虚或盛，其他的脏器能够立即对它进行调节。但是如果这个脏器病变太厉害，五脏系统不能够对它进行有效调节，这时人体就会生病，我们就需要借助药物对脏腑或补或泄，使五脏再次处于平衡状态。如果不能够及时、有效地治疗，这种病理状态也可以通过相生和相克的关系危及其他的脏腑，这个时候病就难治了。

五味入五脏

所谓五味，即甘、酸、苦、辛、咸。这个"味"不是指入口尝的味道，而是和疗效密切相关，如酸味的药食能收敛、固涩，苦味的药食能泄热、燥湿，甘味的药食能缓中、补虚、解毒，辛味的药食能发散、理气、行瘀，咸味的药食能软坚散结。

甘、酸、苦、辛、咸五味分别对应人体的脾、肝、心、肺、肾五脏，也即"五味入五脏"，五味对人体的五脏有其特定的亲和性，五味调和才能对五脏起到全面的滋养作用，从而使五脏之间的功能保持平衡协调，维护人体健康。如果五味有偏嗜，就会影响到脏腑功能。

五色入五脏

中医理论认为，五色，即赤、青、黄、白、黑，也分别对应了心、肝、脾、肺、肾五脏。

赤色属"火"，与心配属。赤色食物进入人体后可入心，具有益气补血的作用。

青色属"木"，与肝配属。青色食物进入人体后可入肝，起到疏肝解郁的作用。

黄色属"土"，与脾配属。黄色食物进入人体后可入脾，具有健脾益气的作用。

白色属"金"，与肺配属。白色食物进入人体后可入肺，能补益肺脏、益肺气。

黑色属"水"，与肾配属。黑色食物进入人体后可入肾，具有补益肾脏的作用。

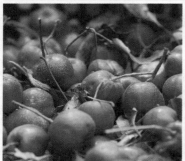
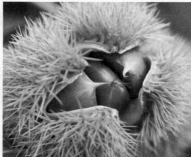
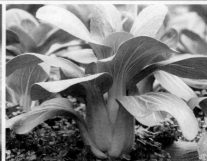

扫码收听
本章附赠音频课

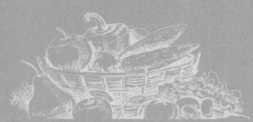

第二章

时令物产，营养饮食

按照我国传统，春、夏、秋、冬四季分别
以二十四节气中的四立（立春、立夏、立秋、
立冬）作为始点。在不同的季节，太阳光照的
不同导致了气候的变化和冷热的差异，从而影
响着各种物产的生长、繁衍，为我们带来了丰
富的食物。

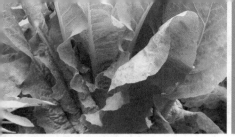

四时变化为我们带来丰富物产

一年有春、夏、秋、冬四季，四季又是根据二十四节气确定的。

二十四节气是古代劳动人民用来指导农事的补充历法。不少人会将二十四节气跟农历、阴历挂钩起来，其实这是一种误会。二十四节气是根据太阳在黄道上的位置来划分的。请看下图：

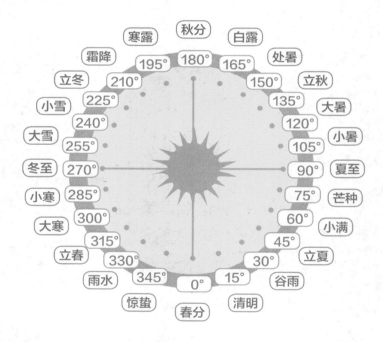

地球不断围绕着太阳公转，一圈是一年（365天），同时每天（24小时）还要自转一次。每个节气对应太阳在黄道上每运动15°所到达的一定位置。由于地球旋转的轨道面同赤道面不是一致的，而是保持一定的倾斜，所以一年四季太阳光直射到地球的位置是不同的，由此带来了气候的规律变化。

在古代，人们用一种叫"圭表"的仪器来测量太阳照射产生的影子，来确定四季和节气。

当太阳直射在北回归线时，圭表测到的日影最短，那天就是夏至。

当太阳直射在南回归线时，圭表测到的日影最长，那天就是冬至。

一年中太阳两次直射在赤道上，为春分和秋分，这两天白昼和黑夜一样长。

此后又慢慢确立了其他二十个节气，大约到秦汉时期，二十四节气已经确立。虽然二十四节气最初是根据黄河流域中下游地区的气候、物候建立起来的（这一地区四季分明），并不能适用于全国各地，但它作为农事指导已经深入人心。

二十四节气反映的是太阳的运行周期，所以，在阳历中二十四节气的日期相对固定，上半年的节气在 6 日、21 日前后，下半年的节气在 8 日、23 日前后，相差不过 1~2 日。同时，二十四节气的名字还十分形象地反映了当时的季节、物候、气候变化。

立春、立夏、立秋、立冬分别标志着四季的开始；

春分、夏至、秋分、冬至则是太阳高度变化的转折点；

小暑、大暑、处暑、小寒、大寒反映了一年中不同时期寒热程度的变化；

雨水、谷雨、小雪、大雪反映了降水现象，表明降雨、降雪的时间和强度；

白露、寒露、霜降在反映水汽凝结、凝华现象的同时，还反映了气温逐渐下降的过程和程度；

惊蛰、清明反映的是自然物候现象；

小满、芒种则反映有关作物的成熟和收成情况。

二十四节气民歌

立春阳气转，雨水沿河边。惊蛰乌鸦叫，春分地皮干。清明忙种麦，谷雨种大田。

立夏鹅毛住，小满雀来全。芒种开了铲，夏至不纳棉。小暑不算热，大暑三伏天。

立秋忙打甸，处暑动刀镰。白露烟上架，秋分不生田。寒露不算冷，霜降变了天。

立冬交十月，小雪地封严。大雪交冬月，冬至数九天。小寒忙买办，大寒要过年。

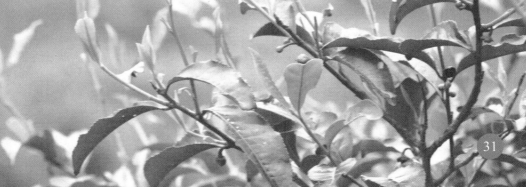

立春

立春是二十四节气里的第一个节气，在每年的2月3日~5日，太阳到达黄经315°时，民间俗称"打春"。"立"是开始的意思，立春就是春天的开始。立春之后，气温上升、日照变长、降雨增多，大地开始解冻，蛰居的虫子慢慢苏醒。

雨水

雨水是二十四节气中的第二个节气，在每年的2月18日~20日，太阳黄经达330°时，气温回升、冰雪融化、降水增多，故取名为雨水。立春时东风解冻，到雨水时就散而为雨。雨水节气前后，鸿雁北归，万物萌动。

立春·雨水（2月）时令物产

香葱、春笋、菠菜、带鱼、鲫鱼等。

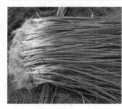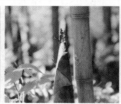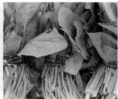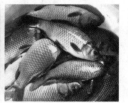

惊蛰

惊蛰在每年的3月5日~6日，太阳到达黄经345°时。动物入冬藏伏土中，不饮不食，称为"蛰"，而"惊蛰"即上天以打雷惊醒蛰居动物的日子。这时天气转暖，渐有春雷，惊醒了冬天时蛰伏在泥土中的动物、虫子。这时我国大部分地区进入春耕季节。

春分

春分是春季九十天的中分点，在每年3月20日~21日，太阳位于黄经0°时，直射地球赤道，昼夜时间相等。此后，随着太阳直射点继续北移白天渐长，夜晚渐短。我国大部分地区日平均气温均稳定升达0℃以上，进入明媚的春季。

惊蛰·春分（3月）时令物产

韭菜、荠菜、圆白菜、香椿、莴苣、蒜薹、草莓、枇杷、鳜鱼等。

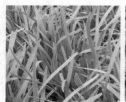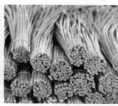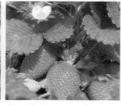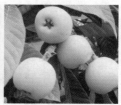

清明

清明是二十四个节气中唯一一个既是节气又是节日时令的节气，在4月4日~6日，太阳位于黄经15°时。清明节，又叫踏青节，是我国最重要的祭祀节日，是祭祖和扫墓的日子。此时春光明媚，气温变暖，降雨增多，正是春耕春种的大好时节。正所谓"清明前后，点瓜种豆"。

谷雨

谷雨是春季最后一个节气，在每年的4月19日~21日，太阳到达黄经30°时。古人认为"雨生百谷"，谷雨时节寒潮天气基本结束，气温回升加快，降雨量增多，大大有利于谷类农作物的生长，是播种移苗、点瓜种豆的最佳时节。

清明·谷雨（4月）时令物产

豌豆苗、苋菜、西葫芦、芦笋、蚕豆、马齿苋、蒲公英、桑葚、樱桃等。

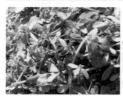 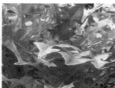 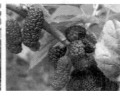 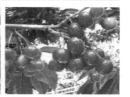

立夏

立夏是夏季的第一个节气，在5月5日~7日，太阳到达黄经45°时。立夏表示夏季正式开始了。"夏"是"大"的意思，是指春天播种的植物已经直立长大了。立夏之后，温度会明显上升，雨水也会增多，农作物进入了生长旺盛的时节。

小满

小满在每年的5月20日~22日，太阳到达黄经60°时。小满意味着现在农作物的籽粒开始灌浆饱满，但还未成熟，只是小满，还未大满。"满"还被用来指雨水的多寡，小满之后，往往进入多雨时节，降水进一步增多。

立夏·小满（5月）时令物产

空心菜、茼蒿、丝瓜、豌豆、毛豆、土豆、洋葱、茭白、小麦、芒果、荔枝等。

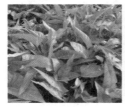 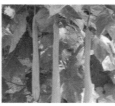 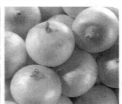 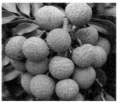

芒种

芒种在每年的6月5日~7日，太阳到达黄经75°时。芒种时节，气温显著升高，雨量充沛，长江中下游地区将进入梅雨时期，水稻、棉花等需水量多的农作物生长旺盛。

夏至

夏至是二十四节气中最早被确定的一个节气，在每年6月21日~22日，太阳到达黄经90°时。夏至这天，太阳几乎直射北回归线，是一年中白昼最长的日子。由于日照充足、气温较高，农作物生长很快。

夏至·芒种（6月）时令物产

生菜、四季豆、豇豆、冬瓜、黄瓜、番茄、玉米、西瓜、杨梅、桃、黄鱼等。

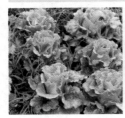 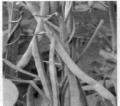 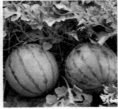 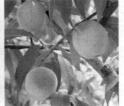

小暑

小暑在每年的7月6日~8日，太阳到达黄经105°时。"暑"是炎热的意思，小暑即天气开始变热，但还没到最热。小暑之后，梅雨季节即将结束，气温高升，盛夏开始，农作物进入了茁壮成长阶段，需加强田间管理。

大暑

大暑在每年的7月22日~24日，太阳位于黄经120°时。大暑指天气进入一年中最热的时节，正值"三伏天"里的"中伏"前后，气温最高，农作物生长最快，同时旱涝灾害也更频繁，需要做好农作物的田间管理，抢收抢种。

小暑·大暑（7月）时令物产

苦瓜、扁豆、红豆、莲子、莲藕、菱角、百合、花生、葡萄、桂圆、鳝鱼、鲤鱼等。

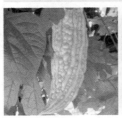 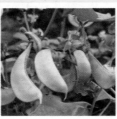 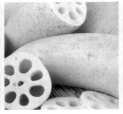 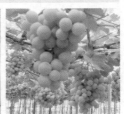

立秋

立秋是秋季的第一个节气，在每年8月7日~9日，太阳到达黄经135°时。立秋指暑去凉来，秋天开始了。立秋时节，天气由热转凉，虽然暑热还有"秋老虎"的余威，但下一次雨凉快一次，有"一场秋雨一场寒"的说法，树叶也开始掉落，农作物逐渐成熟。

处暑

处暑在每年8月22日~24日，太阳到达黄经150°时。"处"的意思是"终止"，处暑的到来意味着"夏天暑热正式终止"。此后，气温逐渐下降，天地万物开始凋零，农作物成熟。而对于沿海渔民来说，渔业收获的时节来临了。

立秋·处暑（8月）时令物产

茄子、南瓜、绿豆、芝麻、猕猴桃、枣、梨等。

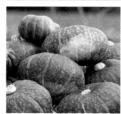 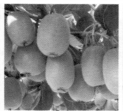 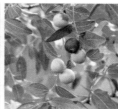 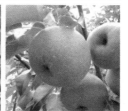

白露

白露在每年9月7日~9日，太阳到达黄经165°时。露是露水，是气温逐渐降低导致水汽在地面或近地物体上凝结而成的水珠。白露时天气已经转凉，气温变化大，农事上要注意预防低温冷害和病虫害。

秋分

秋分在每年的9月22日~24日，太阳到达黄经180°时。秋分日，太阳直射赤道，昼夜一样长。此后，北半球昼短夜长。秋分后，降雨量开始减少，气温下降，需及时抢收成熟农作物，以免受霜冻和连阴雨的危害；还要及时播种越冬作物，如冬小麦等。此时螃蟹黄肥肉满，最为肥美。

白露·秋分（9月）时令物产

木耳、芋头、荸荠、苹果、山楂、石榴、木瓜、栗子、鲈鱼、河蟹等。

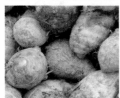 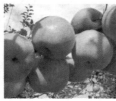 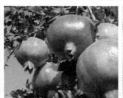 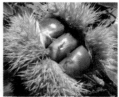

寒露

寒露在每年10月8日~9日，太阳到达黄经195°时。寒露时，地面的露水更冷，快要凝结成霜了。寒露过后，气温逐渐下降，日渐寒冷，秋熟作物先后成熟，天气对秋收十分有利。

霜降

霜降是秋季的最后一个节气，在每年10月23日~24日，太阳到达黄经210°时。霜降后，天气渐冷，开始有霜。"霜降见霜，米谷满仓"，霜降之后，北方大多结束了秋收，南方也在收割单季稻、晚稻。冬天的脚步近了。

寒露·霜降（10月）时令物产

菜花、白菜、山药、胡萝卜、萝卜、姜、柿子、柚子、松子等。

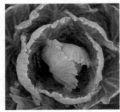 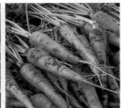 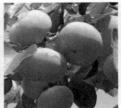 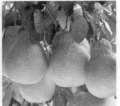

立冬

立冬是冬季的第一个节气，在每年的11月7日~8日，太阳到达黄经225°时。"立"是开始，"冬"是冬天，立冬表示冬天开始了，农作物应采收并储藏起来。立冬过后，日照时间继续缩短，降水显著减少，农作物进入越冬期。

小雪

小雪在每年的11月22日~23日，太阳到达黄经240°时。小雪之后，气温逐渐下降到0℃以下，黄河以北地区会出现初雪，但雪量不大，故称小雪。"小雪地封严"，大小江河也陆续封冻，万物失去了生机，转入严冬。

立冬·小雪（11月）时令物产

芹菜、橙子、金橘、鲢鱼等。

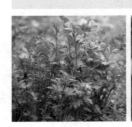 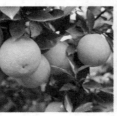 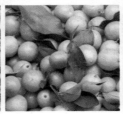 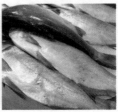

大雪

大雪在每年的12月6日~8日，太阳到达黄经255°时。大雪不是简单地指下大雪，而是降雪的概率比小雪时更大，范围也广，故名大雪。"瑞雪兆丰年"。积雪覆盖大地，有利于农作物越冬，也增加了土壤含水量，有利于来年春种。

冬至

冬至在每年的12月21日~23日，太阳到达黄经270°时。冬至与夏至相对，这一天，太阳几乎直射南回归线，北半球白日最短，日影最长。"冬至大如年"，在古代，冬至是一个非常重要的节日，古人在冬至这天祭天祭祖。

大雪·冬至（12月）时令物产

油菜、青蒜、香菇等。

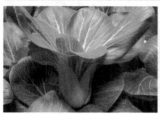 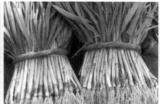 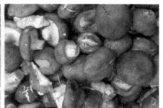

小寒

小寒在每年的1月5日~7日，太阳位于黄经285°时。小寒标志着开始进入一年中最寒冷的日子，小寒一过，就进入"出门冰上走"的三九天了。"小寒雨蒙蒙，雨水惊蛰冻死秧"，小寒时的冷暖预示了来年的天气。饮食上可进补一些温热食物以防御寒冷侵袭人体。

大寒

大寒是二十四节气的最后一个节气，在每年的1月20日~21日，太阳到达黄经300°时。大寒前后为一年中最冷时期，故名大寒。此时的饮食应减少进补，多添加些具有升散性质的食物，以适应春天万物的生发。

小寒·大寒（1月）时令物产

香菜等。

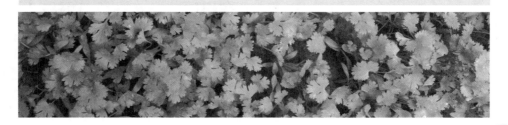

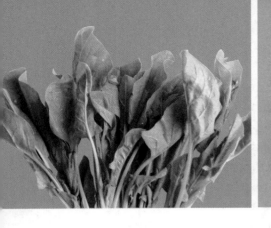

香葱——感冒克星

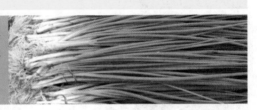

味辛，性温，《本草纲目》记载香葱"辛温无毒，通阳活血，驱虫解毒，发汗解表"。

采收时间	1月	2月	3月	4月	5月	6月	7月	8月	9月	10月	11月	12月

香葱又称细香葱、四季葱，是世界上最古老的人工栽培蔬菜之一，香葱一般作为调味品入菜肴食用。

成熟期

香葱四季都可栽培，以春、秋两季产量最高，而初春时的香葱是一年四季中最好吃的，营养也最丰富。

主要产地

多产于我国南方各地。

适合人群

一般人群均可食用。

脑力劳动者、食欲不振者及伤风感冒、发热无汗、头痛鼻塞者均宜多食。

选购储存

1. 选购时，以葱叶呈深绿色，葱白部分扎实密致，白绿分明者为佳。不要选择叶片枯萎、表皮干燥变硬的。

2. 可用两片白菜叶将香葱包裹住，放入保鲜袋，再放冰箱内储存，这样可使香葱的叶子不易变干或腐烂。存放香葱时，不要将叶子择去，这样存放的时间比择去叶子再存放的时间要长一些。

食用禁忌

平素多汗的人不宜吃葱。

有腋臭的人应少吃或不吃葱。

患有胃肠炎等消化道疾病的人，特别是患有溃疡病的人不宜吃葱。

养生功效

生发阳气	春季是人体阳气生发的季节，应顺应天地阴阳之气，采取科学的饮食方法，使阳气得以宣达。香葱辛温，"能通达上下阳气"，立春食香葱有助于生发阳气。
发表散寒	春季气候无常，感冒发病率高，有些肠胃病如胃病、慢性腹泻以及关节痛会加重，由于香葱辛散温通，其性走窜，能达表入里，可发汗解表散寒，因此上述病症除用药外，适当吃些香葱，也能缓解病情。
增强食欲	香葱富含葱蒜辣素，这种物质能刺激消化液分泌，让人食欲大增。春季吃香葱还能消除胃肠上一年积下来的污垢，并可调节人体免疫功能，强身健体。
促进血液循环	香葱中所含的前列腺素A，能舒张小血管，促进血液循环；所含葱素能软化血管，消除血凝，使胆固醇不易沉积于血管壁。
兴奋精神、补脑益智	香葱所含的苹果酸、磷酸糖等成分，能兴奋神经系统；香葱所含的葱素和维生素B_1结合产生的蒜胺，能增强维生素B_2的作用，使大脑对葡萄糖的利用率提高，减少酸性物质积聚，从而发挥补脑益智的效用。

时令美食DIY

香葱炒牡蛎肉

原料 牡蛎肉200克，小白菜100克，鸡蛋、蒜、香葱、红辣椒、淀粉、酱油、白糖、盐各适量。

做法 ① 牡蛎肉洗净，去杂质，均匀沾裹淀粉备用；香葱洗净，葱白切段、葱叶切成葱花；小白菜洗净、切小段；蒜切片；鸡蛋打散；红辣椒切末。

② 锅内放水烧开，放入牡蛎肉，焯水，捞起沥干备用。

③ 锅内放油烧热，爆香蒜片、辣椒末、葱白段，放入蛋液炒至八成熟后，取出。

④ 锅内放入少量水，加酱油、白糖、盐煮沸，再加牡蛎肉和炒好的鸡蛋，起锅前放入小白菜段、葱花即可。

养生功效 香葱可发汗解表、通阳开窍、祛风活络。牡蛎具有平肝潜阳、收敛固涩的作用。再加上新鲜的小白菜一起炒制，对于春季常见的风寒感冒、发热恶寒均有不错的预防作用。

香葱煎蛋

原料 鸡蛋2个，香葱5根，盐适量。

做法 ① 鸡蛋打入切好的葱花里，加入适量的盐搅拌均匀。

② 锅内放入适量油，置火上烧热后倒入鸡蛋液，煎至两面金黄即可。

养生功效 此菜可以发汗逐邪，疏通关节，在初春时节食用能驱逐皮肤经络中的风寒湿邪气。

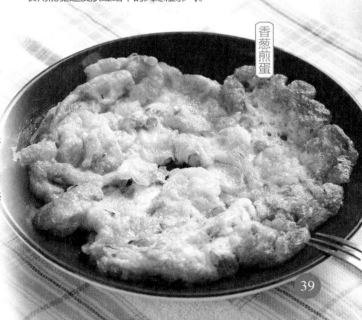

香葱煎蛋

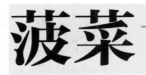
菠菜 ——养血滋阴防春燥

味甘，性凉，《本草纲目》记载
菠菜"通血脉，开胸膈，下气调
中，止渴润燥"。

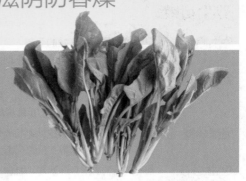

采收时间 　2月　3月　5月　8月　9月　10月　11月

　　菠菜原产波斯国（今伊朗），唐朝初期传到我国。古代阿拉伯人称它为"蔬菜之王"，我国民间有句俗话："菠菜豆腐虽贱，山珍海味不换。"可见其颇受人们的青睐。

成熟期

　　菠菜按照播种时间分为秋菠菜、越冬菠菜、春菠菜、夏菠菜四种，成熟时间分别为 10月~11月、2月~3月、5月、8月~9月。立春和雨水时节所食菠菜为越冬菠菜，此时食菠菜，最具养血作用。

主要产地

　　全国各地均有栽培。

适合人群

　　一般人群均可食用。

　　菠菜烹熟后软滑易消化，特别适合老、幼、病、弱者食用，电脑工作者也应常食菠菜。

　　糖尿病患者（尤其 2 型糖尿病患者）经常吃些菠菜有利于血糖稳定。

　　高血压、便秘、贫血、坏血病等患者及皮肤粗糙者、过敏者也适宜常食用菠菜。

选购储存

　　1.选购菠菜时以叶柄短、根小色红、叶呈深绿色为佳。

　　2.买回菠菜后要及时吃，不宜久放。如一次性吃不完，为防止菠菜水分流失，宜用保鲜膜包好放在冰箱中，以保证菠菜的新鲜。

食用禁忌

　　生菠菜内含有大量的草酸，不宜与豆腐同煮，否则易形成草酸钙，不利于人体对钙的吸收。

　　菠菜中草酸含量较高，故肾炎、肾结石患者不宜食用。

　　菠菜有滑肠的功效，脾虚便溏者不宜多食。

养生功效

解毒防春燥	菠菜有养血、止血、润燥之功。初春早晚较冷，风邪渐增，常见口舌干燥、嘴唇干裂等现象，而且此时人体内血液循环系统处于旺盛状态，易发高血压和痔疮等疾病，所以应多吃点菠菜，以清热滑肠、解毒、防春燥。
养血滋阴	春季要养肝，而菠菜可养血滋阴，对春季因为肝阴不足引起的高血压、头痛目眩、糖尿病和贫血等都有较好的调理作用。
促进生长发育	菠菜富含胡萝卜素，可在人体内转变成维生素A，能维持人体上皮细胞的健康，可促进儿童生长发育，增强其防御传染病的能力。
明目，预防视网膜退化	菠菜富含胡萝卜素，可有效抵御太阳对视网膜的损害。每周吃2~4次菠菜可降低视网膜退化的发生率，另外，菠菜还有养肝明目的作用。
预防缺铁性贫血	菠菜中富含人体造血原料铁及维生素C，对缺铁性贫血有较好的辅助食疗作用。

时令美食DIY

菠菜粥

原料 新鲜连根菠菜150克，粳米60克。

做法 ① 先将菠菜洗干净，放入沸水中略烫数分钟，捞出后切细，备用。

② 将粳米加适量清水，以小火煮至米烂汤稠，再将菠菜加入稍煮，盛出后可点缀少许菠菜。每日早、晚餐温热食用。

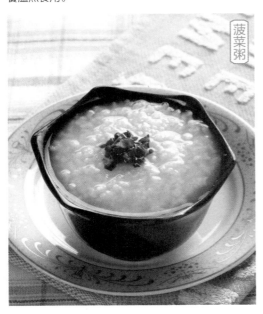

养生功效 新鲜的菠菜加上粳米一起熬粥食用，可滋阴润燥、补血止血，可有效预防春燥和阴血亏虚所致的头晕头痛、两目干涩、视物模糊、心烦口渴、衄血便血、大便干结及缺铁性贫血等症状。

猪肝菠菜汤

原料 鲜猪肝150克，菠菜200克，清汤、香油、味精、盐各适量。

做法 ① 将猪肝、菠菜分别洗干净，猪肝切成均匀薄片，菠菜切成段。

② 将清汤放入锅内烧开后，下入猪肝片、菠菜段，加入味精、盐，待汤再开时，淋少许香油即成。

养生功效 春季重在养肝，这个时候来一碗菠菜猪肝汤再合适不过。此汤可补血、养肝明目，是各种贫血症状的补益食疗佳品，对于肝血亏虚所致的头晕眼花、两目干涩、视物模糊、视力减退、迎风流泪等症以及贫血、夜盲症有辅助食疗效果。

春笋——最好的春日料理

味甘，性寒，《本草纲目》记载笋"治消渴，利膈下气，化热消痰爽胃"。

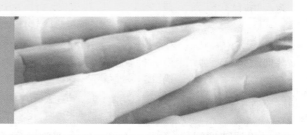

采收时间 2月 3月 4月

　　笋是竹的幼芽，有竹肉、竹胎、竹芽之称。笋品种繁多，一年四季都有出产，按时节分春笋、夏笋和冬笋，但以春笋和冬笋较为珍贵。春笋笋体肥大，美味爽口，味香质脆，食用和栽培历史极为悠久，烹调时无论是凉拌、煎炒还是熬汤，均鲜嫩清香，是人们喜欢的食材之一。

成熟期

　　春季笋生长破土的速度非常快，因此春笋实际能被食用的时间很短，属于较珍贵的食材。春笋的出笋期为2月~4月。

主要产地

　　春笋中的毛笋多产于浙江、福建山区，青笋则多出于云南、贵州、湖南、湖北、江西等省的山区。

适合人群

　　一般人群均可食用。
　　肥胖和习惯性便秘的人群尤为适合。

选购储存

　　1.选购春笋时，如未剥壳，以笋壳嫩黄者为佳，因为未完全长出或刚长出土层的竹笋壳常为黄色，其笋肉特别鲜嫩。

　　2.如果剥掉外壳后，笋肉颜色越白则越脆嫩，笋肉若黄中泛青，就属于比较老的部分了。

　　3.新鲜春笋外部的节与节之间越是紧密，则其肉质也就越为细嫩。

　　4.存放春笋时不要剥去外壳，一般带壳的春笋可存放15天左右。对于已经剥壳的春笋，可水煮保存（水煮可分为清水煮和盐水煮两种）。煮后的春笋放入冰箱速冻可以保存半年至一年，但还是以食用新鲜的春笋为佳。

食用禁忌

春笋所含的难溶性草酸钙较多，所以尿路结石、肾结石、胆结石患者不宜多食。

儿童、年老体弱者、消化不良者、脾虚肠滑者、过敏体质者不宜多食春笋。

春笋不宜多吃，建议每次食用100克左右，每周食用一两次即可。

养生功效

提高抗病能力	春笋含有充足的水分、丰富的植物蛋白以及钙、磷、铁等人体所必需的营养成分，可以调节人体的免疫功能，提高抗病能力。
预防便秘	春笋含有大量的膳食纤维，能增强胃肠道的消化功能，促进粪便的排出，有预防便秘和消化道肿瘤的作用。
降脂减肥	春笋的脂肪、淀粉含量少，属天然低脂、低热量食物，有助于降脂减肥。

时令美食 DIY

油焖春笋

（原料） 春笋1根（500克左右），葱花少许，味精、酱油、白糖各适量。

（做法） ① 将笋剥去外壳洗干净，用刀背拍扁，再切成长约4厘米的长段，放入沸水中焯一下，迅速捞出，沥干水分备用。

② 开大火将锅烧热，倒入油，油冒青烟时倒入笋段翻炒半分钟，然后加入酱油、白糖翻炒半分钟，倒入一碗开水，转小火焖煮5分钟左右，开大火收干汤汁，撒上味精、葱花，拌匀出锅即可。

（养生功效） 春笋脆嫩鲜美，可嚼出清香和甘醇来，备受人们喜爱，有"尝鲜无不道春笋"之说。此道菜开胃消食，可促进肠胃蠕动，消脂减肥，是春季人们常食的佳肴。

春笋炒韭菜

（原料） 韭菜100克，春笋50克，姜、盐、鸡精各适量。

（做法） ① 韭菜先择过，洗净后切段备用；姜切丝；春笋剥皮，切成跟韭菜一样长的段，然后切成丝。

② 锅内放水烧开，加少许盐、油，再放入春笋丝焯一下水，捞出，沥干水分，备用。

③ 锅内放油烧热，加姜丝爆香，然后把韭菜段和春笋丝一起入锅快炒，炒到韭菜变软时，放少许盐、鸡精，再翻炒均匀即可。

（养生功效） 春笋性偏于寒凉，但有生发之气。韭菜有生发起阳之效。两者配伍，调和了春笋的寒性，既能开胃，又可以养肝气，十分适宜春季食用。

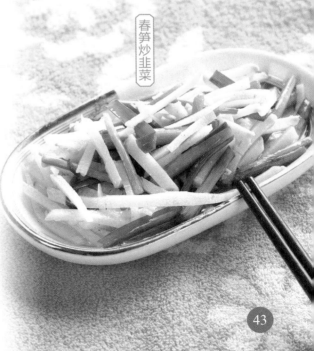

春笋炒韭菜

鲫鱼 ——筏竿穿钩钓春鲫

味甘，性平，《本草纲目》记载鲫鱼"健脾利湿，和中开胃，活血通络"。

采收时间 | 1月 | 2月 | 3月 | 4月 | 5月 | 6月 | 7月 | 8月 | 9月 | 10月 | 11月 | 12月

　　鲫鱼，也称为鲋鱼、喜头，为鲤科鲫属中的一种鱼类。鲫鱼是淡水鱼中分布最广、适应能力最强的鱼。鲫鱼营养价值极高，肉味鲜美，有"鲫鱼脑壳四两参"的说法，自古以来就是产妇的首选催乳补品。

成熟期

　　四季均可捕捞。以2月~4月和8月~12月的鲫鱼最为肥美，特别是2月~3月产卵期的鲫鱼肉厚卵多，营养价值更高。

主要产地

　　鲫鱼适应性非常强，无论是深水、浅水、静水、流水还是高温水、低温水均能生存，我国除西部高原地区外，其他各省区水域均有出产。

适合人群

　　一般人群均可食用。

　　特别适宜慢性肾炎水肿、肝硬化腹水、营养不良性浮肿者食用。

　　适宜孕妇产后乳汁缺少者食用。

　　适宜脾胃虚弱、食欲不振者食用。

　　适宜小儿麻疹初期或麻疹透发不快者食用。

　　适宜痔疮出血、慢性久痢者食用。

选购储存

1.通体发金黄色的鲫鱼多为野生，池塘养殖的多为通体深黑色，野生的较养殖的味道好。

2.鱼眼有光泽、鱼鳞不掉、鱼身无残缺的鲫鱼较好，每条鲫鱼的重量在450克左右为佳。

3.刚买回的鲫鱼如果暂时不烹调，可养在清水里或用浸湿的纸贴在鱼眼上，可以延长鱼的保存期。一般宜吃鲜活的，冷冻的会破坏口感。

食用禁忌

鲫鱼的刺较为细小，老人和小孩食用时应小心。

养生功效

健脾除湿	鲫鱼有补脾开胃、除湿利水的食疗功效，在春季适量吃些鲫鱼，不仅可以养护脾胃，还有助于健脾除湿。其除湿利水的食疗功效还表现在鲫鱼对慢性肾小球肾炎水肿和营养不良水肿等有较好的调补和辅助食疗作用。
补脑益肾	鲫鱼的脑髓有补脑作用，常食对因肾虚而造成的耳聋、头晕有一定的辅助食疗作用。
促进血液循环	鲫鱼肉中含有很多水溶性蛋白质、蛋白酶，鱼油中含有大量维生素A和不饱和脂肪酸等，这些物质均可提高心血管功能，降低血液黏稠度，故常食鲫鱼对心血管疾病患者有一定辅助食疗作用。
产后补虚	鲫鱼有通乳作用，因此，鲫鱼汤是女性产后最好的催乳、补虚汤。

时令美食DIY

鲫鱼豆腐汤

原料 鲫鱼2条（约900克），豆腐400克，葱、姜、清汤、料酒、酱油、盐、味精各适量。

做法 ① 将鲫鱼去鳞和内脏，清洗干净；豆腐切片；葱切段；姜切片，备用。

② 锅内放油，烧至八成热，放入鲫鱼稍煎，捞出控油；锅内剩少量油，烧热放入姜片、葱段炒香，倒入料酒、酱油、清汤，烧开后放入煎好的鲫鱼，继续煮至汤白，放入豆腐片，转小火烧半小时左右即可。

养生功效 此汤营养丰富、鲜美可口，是老少皆宜的美味佳肴。尤其适合产妇催乳，以及小儿麻疹透发不畅、术后体虚者常食。

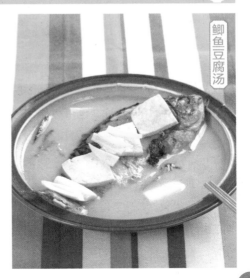

鲫鱼豆腐汤

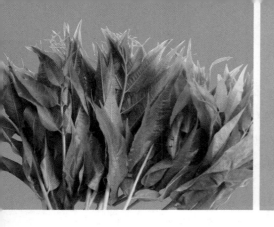

韭菜——春天里的起阳草

味辛、甘，性温，《本草纲目》记载韭菜"主归心，安抚五脏六腑，除胃中烦热"。

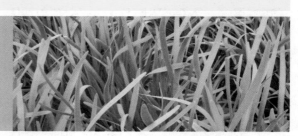

采收时间 | 3月 | 4月 | 5月 | 6月 | 7月 | 8月 | 9月 | 10月

韭菜是百合科多年生草本植物。韭叶，颜色碧绿、味道浓郁。韭菜有"春食则香、夏食则臭"的说法，意思是春天的韭菜特别的鲜嫩爽口，而夏天的韭菜味道稍差，晚秋韭菜的品质也比较好。"正月葱，二月韭"，这句俗语就是说农历二月的韭菜味道最美。

成熟期

韭菜可以分根栽种，也可以撒子种植。一年春、夏、秋三季都可收割，每隔20天左右可收割一次，只要不伤到它的根，到冬天用土盖起来，春天来临之前又开始生长。7月下旬为韭菜抽薹开花期，8月下旬至9月下旬为韭菜种子的收获期。大棚种植的韭菜可长年收割。

主要产地

全国各地均有栽培。

适合人群

一般人群均可食用。

适宜便秘、产后想断乳的女性、寒性体质等人群食用。

选购储存

1.选购韭菜以叶直、鲜嫩翠绿者为佳，这样的韭菜营养素含量较高。韭菜根部切口处整齐、鲜嫩者较好。

2.韭菜有宽、细叶之分，宽叶韭菜叶色淡绿，含膳食纤维少；细叶韭菜叶片修长，叶色深绿，含膳食纤维多，香味浓。

3.韭菜捆好后用大白菜叶包裹，放阴凉处，可保鲜1周。

食用禁忌

消化不良或肠胃功能较弱的人吃韭菜容易烧心，故不宜多吃。

阴虚火旺、患有眼疾者不宜多吃。

养生功效

散寒养阳	春天气候渐暖，人体内的阳气开始生发，需要保护阳气，而韭菜性温，可祛阴散寒，是养阳的佳蔬，所以春天一定要多吃韭菜。
增强体力	韭菜自古就被视为可增强体力的蔬菜。它富含维生素A、B族维生素、维生素E，还含大蒜素，能提升促进糖类新陈代谢的维生素B_1在肠内的吸收利用率，可以温养内脏、活化身体各种功能。
杀菌抗病毒	韭菜具有强烈的抗菌性，常食对绿脓杆菌、痢疾、伤寒、大肠杆菌和金黄色葡萄球菌有抑制作用。
预防便秘和肠癌	韭菜含有丰富的膳食纤维，能促进肠道的蠕动，使大便畅通，对预防便秘和肠癌有辅助食疗的作用。

时令美食 DIY

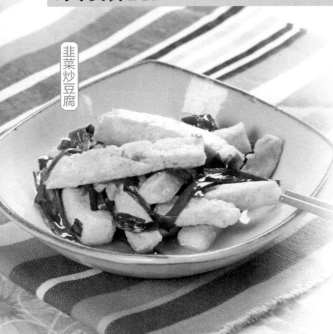

韭菜炒豆腐

韭菜炒豆腐

原料 韭菜、豆腐各200克，盐、鸡精、料酒、酱油、花椒油、葱末、姜末、蒜末各适量。

做法 ① 将韭菜洗净，切成段；将豆腐切成长条，待用。

② 油锅烧热，放入葱末、姜末、蒜末炒香，再放入豆腐条煸炒，放入盐、料酒、酱油炒匀，放入韭菜段同炒，放入花椒油、鸡精炒匀即成。

养生功效 韭菜属燥热类食物，而豆腐性凉，有清热解毒、利湿通淋等作用，两味食材一起搭配，营养丰富、清脆爽口，可增进食欲，提高人体抵抗力。

荠菜 ——春食荠菜赛仙丹

味甘，性平，微寒，《本草纲目》记载
荠菜"明目，益胃"。

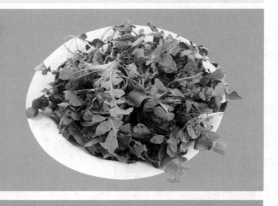

采收时间 3月 4月 10月

荠菜，又名菱角菜，生长于田野、路边及庭园。荠菜是最早报春的时令野菜，其嫩叶可食，营养价值和药用价值都很高。荠菜的食用方法多种多样，可炒食、做馅、凉拌、做羹，是人们非常喜欢食用的一种野菜。

成熟期

荠菜适宜温和湿润的气候，耐寒力强，华北地区可在春秋两季栽培，春季荠菜3月~4月大量上市，秋季荠菜一般在10月大量上市。

主要产地

全国各地的田野、山边均有种植。现如今多为人工栽培，以安徽、江苏、上海等地栽培的为最佳，但味道远不如田间野地里的香。

适合人群

一般人群均可食用。

荠菜是富含膳食纤维的减肥食物，故肥胖者也宜食。

荠菜所含的荠菜酸有很好的止血作用，血尿、功能性子宫出血、高血压患者眼底出血、牙龈出血等症状者，宜多食用荠菜。

选购储存

1. 目前市场上有两种荠菜：一种菜叶短小，有奇香，止血效果好；另一种为人工种植，菜叶宽大，不太香，药效较差。

2.选择荠菜时，要挑选不带花的荠菜。这样的荠菜比较鲜嫩、好吃。因为荠菜的根部药用价值最高，所以当食疗方食用时，不应择除。

3.荠菜不宜久放，买后应及时食用。

食用禁忌 !

脾胃虚寒、腹泻者不宜过多食用荠菜。

孕妇忌食荠菜。

哮喘患者忌食荠菜。

在服用抗凝血药时，忌食荠菜。

养生功效

保护肝脾	春季养生既要注意养肝，又要避免伤及脾胃。雨水时节降雨量增多，湿气加重，湿邪易困扰脾胃，所以，雨水时节，一定要注意养护肝和脾。荠菜养肝、益脾胃，宜多食用。
清热解毒、利尿	荠菜有清热解毒、祛火利尿的食疗功效，可缓解口腔溃疡、疖肿等症。
降血压	荠菜含有较丰富的乙酰胆碱、荠菜酸钾等成分，对肝阳上亢型高血压有降低血压的食疗功效。近年来，医药界将荠菜中的提取物用于治疗高血压。经测试，它优于芦丁，而且无毒性，所以有些地方干脆叫它"血压草"，可煎服或代茶饮用。
凉血止血	荠菜可凉血止血，中医多用来缓解月经量过多、产后恶露不尽等症，其中又以血热表现者尤为适宜。

时令美食 DIY

荠菜饺子

原料 面粉 800 克，鲜荠菜 500 克，猪肉馅 300 克，料酒、盐、味精各适量。

做法 ① 将荠菜择洗干净，放沸水内焯一下，立即捞出放入凉水里浸泡。

② 面粉加水和成面团，醒半小时左右，备用。

③ 将荠菜沥干水分，切碎，加入料酒、盐、味精，与猪肉馅一起搅拌均匀做成馅，备用。

④ 将醒好的面团揪成小团，擀成饺子皮，包入馅料做成饺子，入锅煮熟即可食用。

养生功效 此佳肴可清肝明目、利水消肿、和脾养胃、凉血止血。荠菜是初春营养价值较高的野菜，其有些营养素含量比大白菜、菠菜等常见蔬菜还要高，因此民间有"有了荠菜馅，不吃白菜馅"的说法。荠菜味道香浓、风味独特，制作菜肴时不需加入葱、姜、蒜调味，以免影响荠菜的味道。

荠菜粥

原料 鲜荠菜 100 克，粳米 80 克。

做法 ① 将荠菜洗干净、切碎，备用。

② 将粳米淘洗干净入砂锅内，加适量水小火煮粥，粥将熟时将荠菜放入，稍煮即可。每日早、晚餐温热服食。

养生功效 荠菜粥具有益气健脾、养肝明目、止血利水的食疗功效。春季阳气生发，荠菜性平温补，能养阳气，又在春季生长，用它煮粥吃起来别有一番风味。

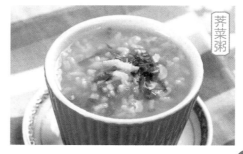

荠菜粥

圆白菜 ——强身壮体的蔬菜

味甘，性平，《本草纲目》记载圆白菜"补骨髓，利五脏六腑"。

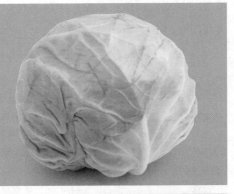

采收时间 3月 4月 6月 7月 9月 10月

圆白菜，又名洋白菜、包心菜、卷心菜。圆白菜来自欧洲地中海地区，在西方是最为重要的蔬菜之一。西方人用圆白菜作为治病的"偏方"，就像中国人用萝卜食疗一样常见。

成熟期

圆白菜有很多品种，因栽种的季节不同大致可分为春、夏、秋三种。一般来说，1月~2月播种的可在3月~4月收获；4月~5月播种的，可在6月~7月收获；7月~8月播种的，可在9月~10月收获，圆白菜耐寒，秋季播种的有时可延长到11月收获。

主要产地

全国各地均有栽培。

适合人群

一般人群均可食用。动脉硬化、胆结石症、肥胖、消化道溃疡患者及孕妇宜常食。

选购储存

1. 宜选颜色发绿、包裹紧密又层次松散的圆白菜，口感好，也容易清洗。

2. 刚收获的圆白菜经过冷藏保存后其维生素C含量比新鲜圆白菜更加丰富。这是因为圆白菜在采收时并未完全成熟，在适当的冷藏条件下，蔬菜还可继续生长。

食用禁忌 !

　　腹泻、肝病患者忌食圆白菜。圆白菜中含有某种可以阻止甲状腺激素合成的物质，会引起甲状腺肿大，甲亢病人不宜多食。

　　烹调圆白菜时，时间不宜过长。

养生功效 👍

抑菌消炎	圆白菜含有一种植物杀菌素，有抑菌消炎的作用，能预防感冒，对咽喉肿痛、牙痛、胃痛都有一定的缓解效果。此外，圆白菜的新鲜汁液能缓解胃和十二指肠溃疡，有促进溃疡面愈合的食疗作用。
防癌抗癌	圆白菜含有能分解亚硝胺的酶，有防癌的食疗作用。圆白菜富含微量元素钼，可抑制亚硝胺的合成，有一定的抗癌作用。
美乳、美容	圆白菜所含的硼能促进雌性激素分泌，常食可促进青春期女孩乳房发育，有效预防中老年乳房萎缩。圆白菜还有美容润肤的作用，能防止皮肤色素沉着，减少雀斑，延缓老年斑。
助孕	圆白菜富含叶酸，怀孕的女性、贫血患者应多吃圆白菜。
调节血脂和血糖	圆白菜含有对血糖、血脂有调节作用的物质，且圆白菜所含的热量很低，是糖尿病和肥胖患者的理想食物。

时令美食 DIY 🍲

醋熘圆白菜

原料 圆白菜 500 克，葱花、蒜片、花椒、醋、白糖、酱油、水淀粉、姜末、干辣椒、盐、味精各适量。

做法 ① 将圆白菜去掉老叶洗净，切片，用盐拌一下；将白糖、醋、酱油、味精、水淀粉放入碗中，调成卤汁，备用。

② 锅烧热下油，将干辣椒放入，炸出辣味后，下花椒煸炒出香味，再下蒜片、葱花、姜末、圆白菜翻炒，最后放进卤汁翻炒几下，起锅装盘即可食用。

养生功效 将新鲜的圆白菜以醋熘的烹饪方法炒制，酸辣可口，能够增进人的食欲，是糖尿病、高血压、肾病、癌症患者及孕妇的理想菜肴。

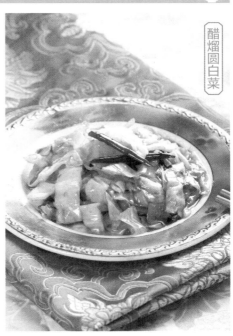

醋熘圆白菜

香椿 ——健胃理气的树上蔬菜

味苦，性寒，《本草纲目》记载香椿"清热解毒，健胃理气"。

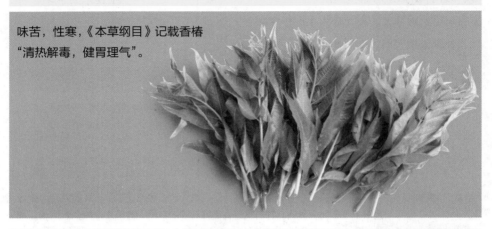

采收时间 3月

香椿，又名香椿芽、香椿头等，是香椿树的嫩芽，被称为"树上蔬菜"。人们食用香椿久成习俗，汉代吃香椿的人就遍布大江南北。香椿颜色碧绿，鲜嫩清脆，具有独特的香味，是深受人们青睐的春季佳蔬。

成熟期

每年3月为香椿盛产期。俗话说："雨前椿芽嫩如丝，雨后椿芽如木质。"香椿芽以谷雨前的为佳，应吃早、吃鲜、吃嫩，谷雨后，其纤维老化，口感乏味，营养价值也大大降低。

主要产地

全国各地均有种植，其中以安徽的太和香椿、山东的西牟香椿和河南的焦作红香椿最为著名。

适合人群

一般人群均可食用。

肠炎、痢疾、泌尿系统感染者、食欲不佳者更宜食用。

选购储存

1.挑选香椿时，叶柄短粗的较细长的鲜嫩。

2.容易掉叶的香椿，说明摘下来的时间较久，不新鲜。

3. 新鲜的香椿味道香浓，而摘下来时间久的香椿则味道很淡。

4. 香椿采收后用开水焯一下再放冰箱内保存，营养成分不易流失。

食用禁忌 !

脾胃虚寒者、肾阴虚者忌食香椿。香椿食用过多，容易头晕目眩。

养生功效

调节免疫力、润泽肌肤	香椿富含维生素 C、胡萝卜素等物质，可调节人体免疫功能，并能润滑肌肤，是保健美容佳品。
抗菌消炎	春季细菌繁殖快，而香椿可清热利湿、利尿解毒，对肺炎球菌、伤寒杆菌等有明显的抑菌作用，对肠炎、痢疾、泌尿系统感染有辅助食疗作用。
增进食欲	香椿含有一种挥发油，具有特殊的香味，能增进食欲。
抗衰助孕	香椿含有维生素 E 和性激素物质，有抗衰老和补阳滋阴的作用，故有"助孕素"的美称。
杀虫	香椿的挥发气味能透过蛔虫的表皮，使蛔虫不能附着在肠壁上而被排出体外，并且香椿的汁液还能杀死人体内的寄生虫。因此，香椿可用于蛔虫病、疮癣、疥癞等的辅助食疗。

时令美食 DIY

香椿炒鸡蛋

原料 香椿 200 克，鸡蛋 3 个，盐适量。

做法 ① 将香椿择洗干净，切碎，备用。

② 鸡蛋打散，加入香椿、盐一起搅拌均匀。

③ 锅内放油烧热，倒入香椿鸡蛋液，一起翻炒至熟，出锅装盘即可。

养生功效 此佳肴具有滋阴润燥、泽肤健美的保健功效，经常食用可增强人体抗病防病能力。

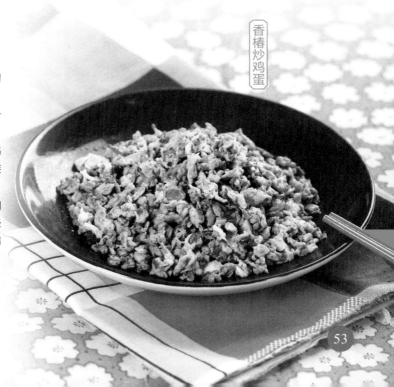

香椿炒鸡蛋

莴笋——补筋骨，利五脏

味苦，性凉，《本草纲目》记载莴笋"补筋骨，利五脏，通经脉"。

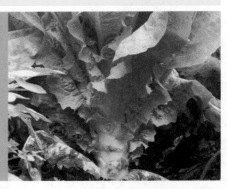

采收时间 3月 4月 5月 9月 10月 11月

莴笋，又称莴苣、莴菜、千金菜等。莴笋可分为叶用和茎用两类。叶用莴笋又称春菜、生菜，茎用莴笋又称莴苣、香笋。莴笋茎肥似笋，营养丰富，鲜嫩味美，用作料凉拌，配肉类炒食均宜，还可腌制成酱菜或泡菜。若生食则爽脆甘润，生津消暑，味如瓜果。莴笋需茎叶同食，方可全面吸收营养。

成熟期

长江流域莴笋露地越冬，以春莴笋为主，一般于第一年秋季9月~10月播种，第二年3月~5月收获。秋莴笋一般于6月以后播种，当年9月~11月收获。

主要产地

全国各地均有种植，以长江流域居多。

适合人群

一般人群均可食用。

神经官能症、高血压及心律不齐患者宜食。

失眠患者、小便不通、尿血及水肿者宜食。

产后缺乳及乳汁不通者宜食。

莴笋有美白牙齿、强壮筋骨的作用，故少年儿童宜食。

糖尿病患者及肥胖者宜食。

选购储存

1. 莴笋以茎长粗大、无枯叶、无抽薹和空心、无苦涩味者为佳。

2. 根部发黄或发红，则说明存放的时间过久，不要选购。

3. 莴笋不宜久放，尽量现买现吃。

食用禁忌

脾胃虚寒及寒性体质者忌食。

养生功效

改善糖代谢	莴笋中碳水化合物的含量较低，而矿物质、维生素的含量较丰富，尤其是含有较多的烟酸。烟酸是胰岛素的激活剂，故糖尿病患者经常吃莴笋，可改善糖的代谢功能。
预防缺铁性贫血	莴笋中含有的铁元素很容易被人体吸收，经常食用新鲜莴笋，可以预防缺铁性贫血。
降压、利尿、通乳	莴笋中钾的含量大大高于钠的含量，有利于体内的水电解质平衡，促进排尿和乳汁的分泌，对高血压、水肿、心脏病患者有一定的食疗作用。
促进生长	莴笋富含蛋白质以及多种维生素、微量元素和膳食纤维等营养成分，特别适合青少年经常食用，可促进生长发育。
抗癌	莴笋中含有一种芳香烃羟化脂，能够分解食物中的致癌物质，防止癌细胞的形成，对于肝癌、胃癌等患者有一定的食疗保健作用。

时令美食DIY

莴笋炒肉片

原料 莴笋300克，猪肉200克，盐适量。

做法 ① 将莴笋去皮，洗净，切成片；猪肉切片，备用。

② 锅内放油烧热，放入肉片，倒入莴笋片一同翻炒，出锅前加盐翻炒均匀即可。

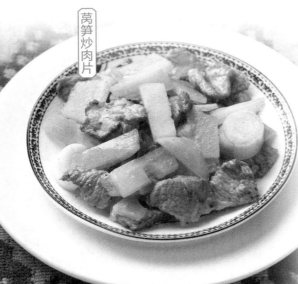

莴笋炒肉片

养生功效 莴笋能降血脂、护肝、健脑益智；猪肉可强身健体、调节免疫力，两者搭配既能提供人体需要的多种营养素，又能降脂健脑、养肝明目。

凉拌莴笋丝

原料 莴笋1根，盐、香葱、香油各适量。

做法 ① 将莴笋削皮，洗净，切丝，加适量盐腌一下，备用。

② 将香葱切成葱花备用。

③ 锅内放油，大火烧热，倒入莴笋丝和葱花，爆炒1分钟，加少许盐炒匀后关火，起锅，待菜凉了加入香油调味即可。

养生功效 凉拌莴笋丝颜色碧绿、清脆爽口，是一道很有风味的凉拌菜。常食能促进食欲、通乳汁、补脾胃、补充营养。炒莴笋时盐要少放，以淡味衬托出莴笋的美味。

草莓——色味俱佳的"果中皇后"

味甘、酸，性平，《本草纲目》记载草莓"宽痞，消痰，解酒毒"。

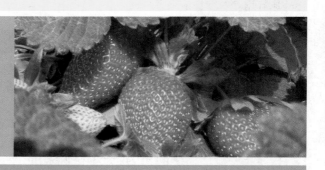

采收时间 3月 4月 5月

草莓，又叫洋莓，蔷薇科草莓属植物的一种。草莓的外观呈心形，鲜美红嫩，果肉多汁，含有特殊的浓郁水果芳香。草莓是世界上七大水果之一，被人们冠以"果中皇后"的称号。

成熟期

根据品种和地域的不同，自然生长的草莓一般为秋季8月~9月栽种，第二年3月~5月为盛产期。

主要产地

四川、河北、安徽、辽宁、山东等地。

适合人群

一般人群均可食用。

风热咳嗽，咽喉肿痛及声音嘶哑者宜多食。

烦热口干，或腹泻如水者宜多食。

癌症患者，尤其是鼻咽癌、肺癌、扁桃体癌、喉癌等患者宜作为食疗保健品食用。

选购储存

1. 选购草莓时，以果实硕大、果肉硬、果形完整、色泽红而发亮、香味浓厚、酸甜可口者为佳。

2. 空心、形状奇特和色泽不均匀的草莓可能是催熟产品。

3. 草莓一次吃不完需要存放时，不要清洗，直接用保鲜膜包裹置于冰箱里，可存放两天。

食用禁忌

脾胃虚寒者不宜过多食用草莓，以免引发身体不适。

草莓中含有较多的草酸钙，尿路结石患者不宜多吃。

食用草莓时，要仔细清洗，最好洗后用淡盐水浸泡5分钟后再吃。

养生功效

振奋精神、缓解疲劳	首先，草莓富含维生素 C，有利于人体吸收铁质，使脑细胞获得滋养；其次，草莓含有天然消炎成分，可以防止产生自由基，保持脑细胞活跃。这使得草莓具有改善忧郁和失眠、消除春困的作用，经常食用能使人精神振奋。
保护心脑血管	草莓含有丰富的维生素 C，可以预防坏血病；从草莓植株中提取出的草莓胺，对白血病、障碍性贫血等血液病也有一定的辅助食疗效果；另外，常食草莓对预防动脉硬化和冠心病也有益处。
美容养颜	女性经常食用草莓，有保养头发、美化肌肤、预防皮肤黑色素沉着及淡化色斑的食疗功效。
防癌抗癌	草莓是鞣酸含量丰富的食物，在体内可吸附和阻止致癌化学物质的吸收，并且可抑制肿瘤细胞的生长。因此，常食草莓有防癌抗癌的保健功效。
保护嗓子	草莓可生津、利痰，服饮鲜草莓汁可缓解咽喉肿痛、声音嘶哑、干咳无痰等症。

时令美食 DIY

草莓牛奶燕麦粥

原料 草莓 50 克，全脂奶 100 毫升，即食燕麦片 2 汤匙。

做法 ① 草莓洗净，切小块。将牛奶倒入小锅中，再加入燕麦片及草莓。

② 搅匀后，用小火加热，不需煮开，到牛奶不冰的温度即可，离火放凉，麦片完全软化即可。

养生功效 本品具有滋补养血、生津润燥、养心安神的食疗功效，是老少皆宜的春季保健佳品。

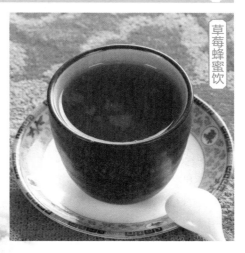

草莓蜂蜜饮

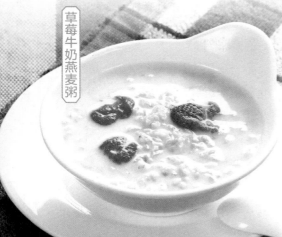

草莓牛奶燕麦粥

草莓蜂蜜饮

原料 草莓 100 克，蜂蜜 20 克。

做法 ① 将草莓清洗干净，沥干水分，备用。

② 将草莓捣烂成泥，加入蜂蜜和冷开水一同搅拌均匀，放在冰箱里冰镇即可。

养生功效 本饮有补气养血、调理脾胃、保护肝脏的食疗功效，符合春季饮食原则，经常饮用对春季多发病如胃肠病、贫血、大便干结等具有一定的滋补调理作用。

鳜鱼 ——补气血，益脾胃

味甘，性平，《本草纲目》记载鳜鱼"补气血，益脾胃"。

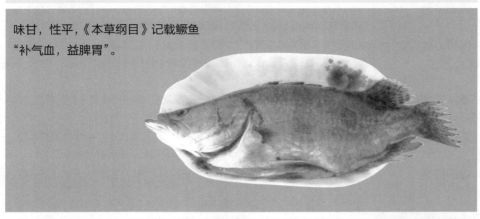

采收时间 3月 4月 9月 10月

鳜鱼，又名桂鱼、鳌花鱼，肉质丰满、肥厚、细嫩，味道鲜美。由于春天的鳜鱼肉肥味美，所以古代的隐士、文人、墨客多在春天嗜食此鱼。古诗云：桃花流水鳜鱼肥。即是说春季是鳜鱼最为肥美诱人的时候。从烹饪方法来说，鳜鱼无论是糖醋、红烧、炸熘、清蒸，都是宴席上的佳肴。

成熟期

鳜鱼一般长到3年，体长达到25厘米时才性成熟，繁殖期在6月。鳜鱼的最佳食用期为每年春季的3月~4月和秋季的9月~10月，肉质最为肥美。

主要产地

各大江河、湖泊、水库均产，长江流域的湖北、江西、安徽等省产量较多，著名产地有鄱阳湖、新安江水库、黑龙江、松花江等。

适合人群

一般人群均可食用。

适宜体质衰弱、虚劳羸瘦、脾胃气虚、食欲不振、营养不良者食用。

选购储存

1. 优质的鳜鱼眼球突出，角膜透明，鱼鳃色泽鲜红，鳃丝清晰，鳞片完整有光泽、不易脱落，鱼肉坚实、有弹性。

2. 将鳜鱼去除内脏、洗净后，放入80~90℃的热水中稍微焯一下，此时鳜鱼的外表已经变白，这时候再放入冰箱保存，比不经热水焯的鳜鱼保存时间长1倍。

食用禁忌

寒湿盛者不宜食用。

吃鱼前后忌喝茶。

鳜鱼身上的鳍刺均有毒腺分布，被刺伤后肿痛甚烈，会发热、畏寒，因此在捕捉和剖杀鳜鱼时，应特别小心。

养生功效

补五脏、益脾胃	鳜鱼营养丰富，含有蛋白质、脂肪、维生素、钙、钾、镁、硒等营养素，肉质细嫩，极易消化，对儿童、老人及体弱、脾胃消化功能不佳的人来说，吃鳜鱼既能补虚，又易消化。
辅助食疗肺结核	鳜鱼可补虚劳、益脾胃，常食有利于肺结核患者的康复。
美容抗衰	鳜鱼肉的热量不高，且富含抗氧化成分，女性食用不用担心增加脂肪，还有抗衰老的作用。

时令美食 DIY

鳜鱼粥

原料 鳜鱼 250 克，薏米 30 克，山药 20 克，粳米 100 克，姜 5 克，桂枝末 3 克，盐或白糖适量。

做法 ① 将鳜鱼去内脏，洗净、切段；薏米、粳米淘洗干净；山药、姜去皮后切碎。

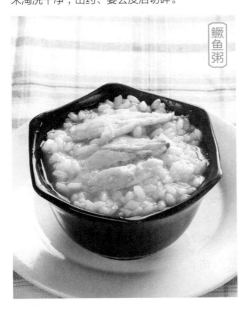

② 以上原料与桂枝末一起煮粥，粥稠后可加少许盐或白糖调味即可。

养生功效 常食鳜鱼粥可补五脏、益脾胃、疗虚损，适用于气血虚弱体质者。

清蒸鳜鱼

原料 鳜鱼 1 条，鲜红辣椒 1 个，姜、葱、料酒、盐各少许，蒸鱼豉油 1 大匙。

做法 ① 将鳜鱼宰杀后洗净，抹干水分，涂少许料酒和盐于鱼表面，腌制 10 分钟，备用。

② 姜、葱切丝，摆放一些在盘底，将鳜鱼放在盘内，剩下的姜、葱丝放在鳜鱼表面。

③ 蒸锅内加适量水，待水烧沸后，将鱼放入蒸锅中用大火蒸 10 分钟即可取出。

④ 将蒸好的鱼倒去汤汁，浇上烧热的蒸鱼豉油，放上除去子和筋后切好的红辣椒丝，然后将油倒入锅内烧热，浇在鱼身上即可。

养生功效 对于肉质鲜美的鳜鱼来说，清蒸无疑是最能呈现其鲜美滋味的烹调方法。此菜肴肉质鲜美、营养丰富，具有补脾健胃、养血安神的食疗功效。

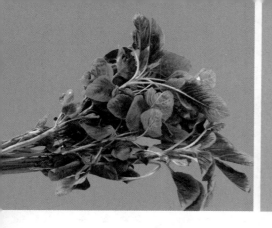

清明·谷雨
（4月）
时令物产

西葫芦——百搭的食材

味甘，性平，《本草纲目》记载西葫芦"除烦止渴，清热利尿"。

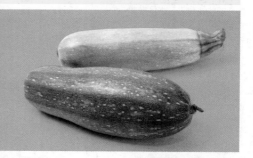

采收时间 4月 5月 9月 10月

西葫芦，又称美洲南瓜、夏南瓜等，葫芦科南瓜属，是南瓜的一个变种。原产北美洲南部，今广泛栽培。西葫芦皮薄，肉嫩，味道鲜美爽口，以可荤可素、可菜可馅的众多吃法而深受人们的喜爱。

成熟期

西葫芦露天栽培分春、秋两季，春播采收期在 4 月~5 月，秋种采收期在 9 月~10 月。

主要产地

全国各地均有栽培。

适合人群

一般人群均可食用。

选购储存

1.西葫芦以果肉多、皮嫩、多汁，色泽鲜亮，果形端正、表面光滑无疙瘩、无损伤者为佳。

2.完整的嫩西葫芦放冰箱冷藏可保存 3~7 天；切成块的西葫芦用保鲜膜包好放冰箱冷藏，可保鲜 1~2 天。

食用禁忌

西葫芦不宜生吃。

脾胃虚寒者不宜多吃。

烹调时间不宜过长，以免破坏营养素。

养生功效

美容润肤	西葫芦含有丰富的维生素，能改善肤色，令肌肤恢复活力，适合爱美的女性常吃。
消肿利水	西葫芦具有清热利尿、除烦止渴、润肺止咳、消肿散结的食疗功效，可用于辅助食疗水肿腹胀、烦渴、疮毒以及肾炎、肝硬化腹水等症。
调节免疫力、防癌	西葫芦含有一种干扰素诱生剂，可刺激人体产生干扰素，调节身体免疫力，进而发挥抗病毒和肿瘤的作用。

时令美食 DIY

蒜末西葫芦

原料 西葫芦 400 克，葱、蒜、盐、味精各适量。

做法 ① 将西葫芦洗净，切成细条；葱切花，蒜切末，备用。

② 锅倒油烧热，放葱花炒出香味，倒入西葫芦条翻炒，加入盐、味精调味，临出锅时加入蒜末即可。

养生功效 西葫芦被称为"百搭的食材"，其本身质感丰润、清爽可口，素炒也可以很美味。此菜肴可润泽肌肤、清热利尿、除烦止渴，非常适宜常食。

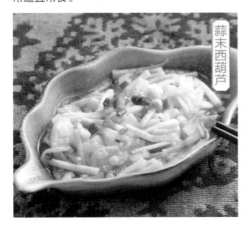

蒜末西葫芦

西葫芦牛肉

原料 西葫芦 350 克，牛肉 80 克，葱、姜、料酒、酱油、盐、味精各适量。

做法 ① 将西葫芦洗净，切片；葱切花，姜切丝；牛肉洗净切成片，放入料酒、酱油腌一下，备用。

② 锅内放油，烧到五成热，放入姜丝、葱花炒香后，倒入牛肉片翻炒至肉泛白，加入西葫芦片一起炒熟，用盐、味精调味即可。

养生功效 本菜肴清淡鲜香、色泽艳丽、营养丰富，是不思饮食者很好的补虚佳品。

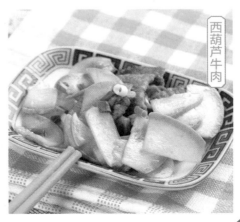

西葫芦牛肉

芦笋——抗癌明星，蔬菜之王

味苦、甘，性微温，《本草纲目》记载芦笋"清热解毒，理气消食"。

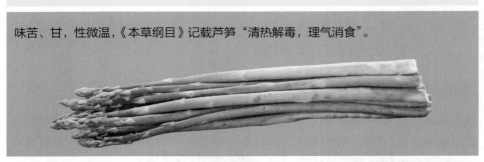

采收时间 4月 5月

芦笋，又称石刁柏、龙须菜，为百合科植物石刁柏的嫩茎。芦笋在我国的栽培历史仅有一百余年，刚开始栽培的时候产量少，选育培植后，产量大增。芦笋质地鲜嫩，风味鲜美，烹调时炒、煮、炖、凉拌均可。芦笋被视为珍贵的高级营养蔬菜，是世界十大名菜之一，有"蔬菜之王"的称号。

成熟期

芦笋每年萌生新茎两三次或更多。一般以春季萌生的嫩茎供食用，4月~5月大量上市，此时的芦笋最好吃。

主要产地

福建、河南、陕西、安徽、四川、天津、台湾等地均有种植。

适合人群

一般人群均可食用。

孕妇、高血压患者、肝功能不佳者宜常食。

选购储存

1.挑选芦笋时，要挑笔直粗壮的，以色泽浓绿、穗尖紧密者为佳。

2.挑选芦笋时，可以用指甲在芦笋根部轻轻掐一下，有印痕者说明比较新鲜。

3.存放芦笋时，应低温避光保存，可以先放进保鲜袋再放入冰箱，以保留其营养成分。不过，芦笋应尽量趁鲜食用，采收1周左右的芦笋就不能吃了。

食用禁忌

芦笋不宜生吃。

痛风患者不宜多吃。

不宜长时间烹煮，以免破坏其中的营养素。

养生功效

防癌抗癌	芦笋含有丰富的组织蛋白、维生素、天门冬酰胺酶及微量元素硒，具有抗癌防癌作用。其所含的天冬酰胺酶可有效抑制肿瘤细胞生长。
补充叶酸	芦笋含有丰富的叶酸，大约5根芦笋就含有100多微克，所以，芦笋是天然的叶酸补充剂，孕妇可多吃。
降糖、辅助食疗其他疾病	芦笋所含的香豆素等成分有降低血糖的作用，糖尿病患者若经常服食芦笋制品，不仅可以改善症状，而且对糖尿病并发高血压病、视网膜损害以及肥胖病等症有较好的食疗作用。
保护肝脏	芦笋所含的谷胱甘肽对肝损伤有修复作用，是保护肝细胞功能、修复肝损伤的天然植物药物，可用于辅助食疗脂肪肝。
延缓衰老	芦笋中的维生素C、β-胡萝卜素、槲皮素和硒等都是有效的抗氧化剂，并且芦笋中还含有提高各种免疫细胞活性物质，常食能调节人体免疫力，延缓衰老，预防和消除老年斑。

时令美食DIY

芦笋炒肉

原料 芦笋350克，猪里脊肉80克，姜、酱油、料酒、盐、味精、水淀粉各适量。

做法 ① 将猪里脊肉洗净，切薄片，放入碗中加酱油、料酒抓拌均匀，腌制15分钟，备用。

② 将芦笋去老皮，洗净后切斜段；姜去皮、切丝，备用。

③ 将芦笋段入沸水锅内焯2分钟，去其苦味，捞出沥干水分。

④ 锅内倒油烧至五成热，将腌好的肉片倒入，炒至肉发白盛出；再把锅洗干净，然后放适量油烧热，爆香姜丝，将肉片、芦笋放入翻炒，加盐、味精调味，再用水淀粉勾芡即可出锅装盘。

养生功效 此菜肴脆嫩可口、滋味鲜美。芦笋、瘦肉均含有丰富的营养素，两种食材搭配营养更全面。

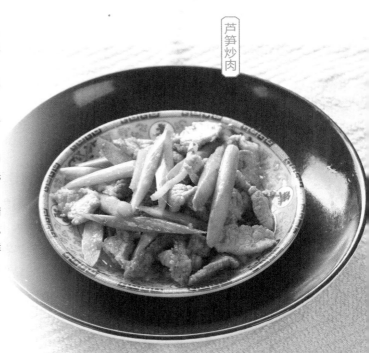

芦笋炒肉

马齿苋——生命力顽强的"长寿菜"

味甘、酸，性寒，《本草纲目》记载马齿苋"清热解毒，祛湿止痢"。

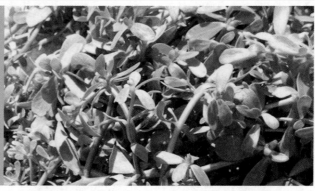

采收时间 4月 5月 6月 7月 8月

　　马齿苋，别名长命草、五行草、麻生菜等，为马齿苋科一年生肉质草本植物。马齿苋是一种特色野菜，因其生命力极强，又有"长寿菜"之称。春夏季节，采收茎叶茂盛、幼嫩多汁者，除去根部，洗后烫软，将汁轻轻挤出，拌入盐、醋、酱油、生姜、蒜末、香油等作料和调味品，做凉菜吃，味道鲜美，滑润可口，堪称美味。

成熟期

　　马齿苋长期处于野生状态，适应性极强，4月~8月为其生长旺季，是食用的最佳时节。

主要产地

　　马齿苋适应多种土壤，全国各地的菜园、田间、路旁都有生长。

适合人群

　　一般人群均可食用。

选购储存

　　1. 马齿苋要选择叶嫩、汁多，没有虫斑、烂叶者。

　　2. 马齿苋采收后容易打蔫、腐烂，因此要现吃现买或现摘。

食用禁忌

　　马齿苋性寒，故因腹部受寒引起腹泻的人不宜食用。同时，脾胃虚弱、大便泄泻者也要忌食。

　　马齿苋有收缩子宫的作用，容易引起流产，故孕妇应忌食马齿苋。

　　马齿苋与鳖甲相克，吃的中药中有鳖甲，就不要再食用马齿苋了。

养生功效

调节血压	马齿苋含有大量的钾盐，钾离子可直接作用于血管壁上，使血管壁扩张，阻止动脉管壁增厚，从而起到降低血压的作用。
消炎、止痢、防溃疡	马齿苋对痢疾杆菌、伤寒杆菌和大肠杆菌有较强的抑制作用，可用于各种炎症的辅助食疗，素有"天然抗生素"之称。另外，马齿苋含有较多的胡萝卜素，能促进溃疡病的愈合。
保护心血管	马齿苋含有丰富的 $\omega-3$ 脂肪酸，它能抑制人体内血清胆固醇和甘油三酯酸的生成，使血液黏度下降，血管扩张，可预防血小板聚集、冠状动脉痉挛和血栓形成，起到保护心血管的作用。
消除尘毒	马齿苋能消除尘毒，防止吞噬细胞变性和坏死，还可预防淋巴管发炎和阻止纤维性变化。在灰尘较多的环境下生活的人要多吃马齿苋。

时令美食 DIY

蒜泥马齿苋

（原料）鲜嫩马齿苋 500 克，蒜、盐、味精、香油各适量。

（做法）① 将马齿苋去根、去老茎，洗净后下沸水锅焯熟，捞出放入凉水中过一下，沥干水分，切成段，备用。

② 将蒜剥皮洗净，捣成泥，加入盐、味精、香油，与马齿苋一同拌匀即可食用。

（养生功效）此菜肴碧绿清香，鲜嫩可口，具有清热止痢、乌发美容的食疗功效，可作为湿热痢疾、白癜风患者以及因缺铜而白发的患者的辅助食疗菜肴。

马齿苋粥

（原料）鲜马齿苋 100 克，粳米 50 克，葱花、盐各适量。

（做法）① 将马齿苋去杂，洗净，入沸水中焯一下，捞出洗去黏液，切碎，备用。

② 锅内放油烧热，放入葱花煸香，再放入马齿苋，加盐炒至入味，出锅备用。

③ 将粳米淘洗干净，放入锅内，加适量水煮粥，粥将熟时放入马齿苋稍煮即可。

（养生功效）本粥品具有清热解毒的食疗功效。适用于夏季湿热引发的肠炎、痢疾、泌尿系统感染，并可作为疮痈肿毒等病症患者的辅助食疗方。

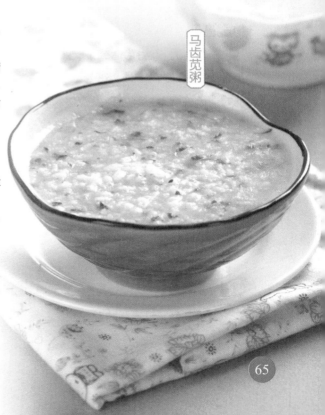

马齿苋粥

蒲公英——清热解毒，消痈散结

味甘，性寒，《本草纲目》记载蒲公英"清热解毒，消痈散结，利湿退黄"。

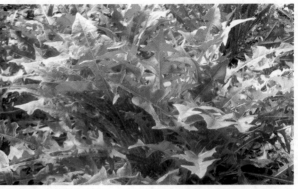

采收时间 4月　5月　6月　7月　8月　9月

　　蒲公英，又叫婆婆丁、蒲公草，属菊科多年生草本植物，生长在平原沼泽的田园之中。鲜嫩的蒲公英营养价值高，可生吃、炒食、做汤，是药食兼用的植物。

成熟期

　　一般4月~9月为蒲公英成熟期，食用蒲公英最好在4月，花开之前采下，此时蒲公英清火、杀菌、消炎的功效最佳。

主要产地

　　全国各地的路旁、田野、山坡均有生长。

适合人群

　　一般人群均可食用。

　　产后乳汁分泌不畅及乳痈患者宜多食。

　　肝火旺盛、目赤红肿者宜多食。

选购储存

　　1.选购蒲公英当蔬菜食用时，以叶多、色绿、根长、未开花者为佳。

　　2.蒲公英可晒干储存，可泡茶饮用。

食用禁忌

　　蒲公英性寒，凡阳虚外寒者忌食。

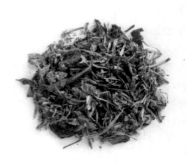

养生功效

催乳散结	蒲公英有疏通乳腺管、促进乳汁分泌的作用，对乳痈和乳汁不通有一定的食疗效果。
美容祛斑	蒲公英与连翘、木贼配伍，可缓解青春痘；蒲公英煎汁后过滤，取汁涂抹面部，可以用于调理干性皮肤；蒲公英捣烂后掺入蜂蜜敷面，可去皱防衰；蒲公英鲜花煮汁，早晚涂面部，可淡化雀斑、色素斑。
调节免疫力	蒲公英内含有的多糖类、酚酸类及黄酮类生物活性物质可调节人体细胞的免疫功能，因此，常食蒲公英能调节人体免疫力。
解毒杀菌	蒲公英含有对金黄色葡萄球菌、表皮葡萄球菌、溶血性链球菌等细菌有明显抑制作用的成分。春季易受细菌和病毒的侵袭，可以食用蒲公英杀菌解毒。
护肝利胆	蒲公英善清肝火、利湿退黄，经常食用蒲公英可护肝利胆。

时令美食 DIY

蒲公英粥

原料 粳米 100 克，蒲公英 90 克（干品为 45 克）。

做法 ① 将蒲公英洗净，切碎，加水煎煮，去渣取汁。

② 与淘洗干净的粳米一同入锅，加水适量，先用大火烧开，再转用小火熬煮成稀粥即可。

养生功效 蒲公英具有清热解毒、消肿散结的食疗功效，这道粥适合春季感冒、胃炎、咳嗽、便血等患者食用。

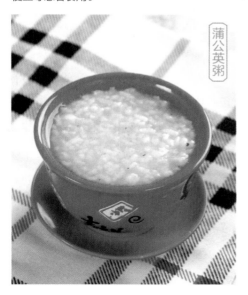

蒲公英粥

蒲公英马齿苋汁

原料 蒲公英 500 克，马齿苋 100 克。

做法 将蒲公英与马齿苋洗净后放入榨汁机中榨汁即可。

养生功效 此饮有清热解毒、抗菌消炎的食疗功效，对急性乳腺炎、淋巴腺炎、急性结膜炎、胆囊炎、胃炎、肝炎有一定的食疗效果。

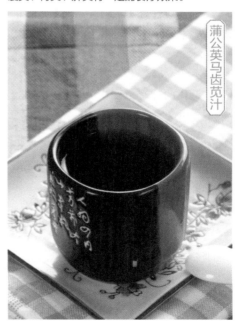

蒲公英马齿苋汁

桑葚——天然补血养颜的"民间圣果"

味甘、酸，性寒，《本草纲目》记载桑葚"补血滋阴，生津润燥"。

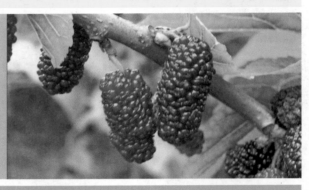

采收时间 4月 5月 6月

桑葚，又叫桑果、桑子等，是桑科落叶乔木桑树的成熟果实。桑葚嫩时色青、味酸，老熟时色紫黑、汁多、味甜，是人们喜食的水果之一，被称为"民间圣果"。

成熟期

桑葚每年采收一季，一般在4月~6月成熟。

主要产地

桑树的栽培范围十分广泛，东北自哈尔滨以南，西北从内蒙古南部至新疆、青海、甘肃、陕西，南至广东、广西，东至台湾，西至四川、云南，均有栽培，其中又以长江中下游各地栽培最多。

适合人群

一般人群均可食用。

女性、中老年人及过度用眼者尤宜食用。

肝肾阴血不足，症见腰酸、头晕耳鸣、耳聋、神经衰弱失眠、少年白发者宜多食。

选购储存

1.挑选桑葚时，以果实较大、颗粒圆润饱满、果色深红紫黑者为佳。

2.新鲜的桑葚不耐存放，要及时食用。熬煮成膏后可存放一段时间，但不宜用铁器熬煮，要用瓷器，也可制作成桑葚酒保存。

食用禁忌

桑葚性寒，又能润燥通便，故脾胃虚寒及腹泻者不宜食用。

养生功效

美容乌发	桑葚有补益肝肾、养血的食疗功效。因先天不足或后天肝肾亏损而致的少年白发人群，长期服用由桑葚和黑芝麻制成的桑麻丸，可补精益肾，使白发变黑、脱发再生。桑葚的养血功效可以抗衰老，滋养皮肤，让脸色红润。因此，常食桑葚能使人面色亮丽、头发黑亮。
健胃消食	桑葚含有鞣酸、脂肪酸、苹果酸等营养物质，能促进脂肪、蛋白质及淀粉的消化，故有健胃消食之效，可辅助食疗因消化不良而导致的腹泻。
预防血管硬化	桑葚含有的脂肪酸可降低血小板聚集，预防动脉硬化。故常吃桑葚可预防脑血栓、高血压、视网膜出血等症。
补血养血	桑葚是补血养血佳品，特别是紫黑色的新鲜桑葚，补益效果更好。
生津止渴	生食桑葚有生津滋阴的作用，特别是对于阴虚火旺导致的津液不足，如肺结核、阴虚潮热干咳、血虚肠燥、津亏便秘等有一定的食疗功效。

时令美食 DIY

桑葚粥

原料 桑葚 60 克，粳米 80 克，白糖 20 克。

做法 ① 将桑葚洗净，去蒂，沥干水分；粳米淘洗干净，备用。

② 将粳米按常法煮成粥，粥将熟时放入桑葚、白糖，稍煮片刻，温热食用即可。

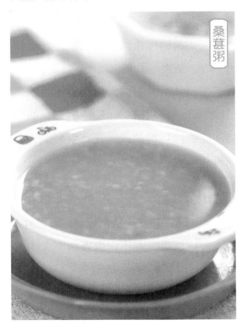

桑葚粥

养生功效 桑葚具有滋补肝阴、养血明目的食疗功效，故这道粥适于辅助食疗肝肾亏虚引起的头晕眼花、失眠多梦、耳鸣腰酸、须发早白等症。

桑葚果酱

原料 新鲜桑葚 1500 克，冰糖 150 克，麦芽糖 50 毫升，柠檬 1 个。

做法 ① 将桑葚去蒂，冲洗干净，沥干水分。

② 锅内加入适量水，放入桑葚和冰糖用中火慢慢熬煮 1 小时，熬煮过程中要不断搅拌，使其黏稠度均匀。

③ 将柠檬洗净，切成片，挤汁入锅，再加入麦芽糖继续熬煮 15 分钟后关火，冷却后放入玻璃瓶中密封，入冰箱内冷藏，随吃随拿，最好在一周内食用完。

养生功效 常食此果酱可补益肝肾、养血明目、生津止渴、延缓衰老。

樱桃——补中益气、祛风除湿

味甘，性温，《本草纲目》记载樱桃"解表透疹，补中益气，祛风除湿"。

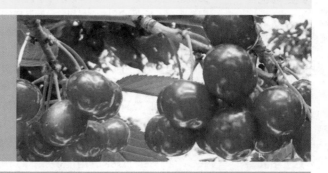

采收时间 4月 5月

樱桃为蔷薇科植物樱桃的果实。据说黄莺特别喜好啄食这种果子，因而又名"莺桃"，另有樱珠、荆桃等别称。樱桃红似玛瑙，大如弹丸，小似珠玑，色泽红艳，味道甘甜而微酸，既可鲜食，又可腌制或作为其他菜肴食品的点缀。

成熟期

樱桃的成熟期早于其他水果，有"百果第一枝"的美誉。一般3月开花，4月~5月成熟。

主要产地

山东、安徽、辽宁、河北、陕西、甘肃、河南、江苏、浙江、江西、四川等地。

适合人群

一般人群均可食用。

消化不良、食欲欠佳、贫血者宜多食。

瘫痪、四肢麻痹、风湿腰腿痛等患者宜多食。

选购储存

1.选购樱桃时，以果粒大、果皮细嫩、果蒂新鲜、果实红艳饱满、肉厚核小者为佳。

2.不要选购有破损、色泽晦暗、发霉、干瘪脱水的樱桃。

3.买来的樱桃放在密封的容器里即可保存，但要尽快吃完；也可以用保鲜袋密封后放入冰箱内，但每袋不可装入过多，以免挤压破裂，造成腐烂。切忌将洗完的樱桃再放入冰箱，否则很容易坏掉。

食用禁忌

樱桃含糖较高，故糖尿病患者忌食。

樱桃性温，溃疡病患者和上火的人应慎食。

养生功效

补血	樱桃所含的铁元素居各种水果之前列，而铁元素是合成人体血红蛋白的必需物质，故常食樱桃可补铁，缓解贫血症状，对崩漏、月经量过多等妇科病症有食疗作用。
消炎止痛	樱桃含有丰富的花青素、维生素E，可以促进血液循环，可助尿酸排泄，降低发炎概率，能有效缓解因痛风、关节炎所引起的各种不适。痛风患者、关节炎患者及腰腿疼痛者常食樱桃，能起到消肿、减轻疼痛的食疗作用。
缓解肌肉疼痛	樱桃有很好的抗氧化作用，能够有效缓解肌肉酸痛。那些长期使用电脑而导致手指关节、手腕、双肩、颈部、背部等部位酸胀疼痛的人宜常食樱桃。
发汗、透疹、解毒	樱桃具有发汗、透疹、解毒的食疗功效，麻疹流行时，给小儿饮用樱桃汁能够预防感染。
养颜祛斑	樱桃自古就被称为"美容果"，常吃可让皮肤变得更加光滑润泽，这是因为樱桃的蛋白质、碳水化合物、磷、胡萝卜素、维生素C等含量均比苹果、梨高，常用樱桃汁涂擦面部，能使面部皮肤红润嫩白，去皱消斑。

时令美食DIY

葡萄酒樱桃汤

原料 樱桃500克，酸奶200克，白糖100克，干白葡萄酒200毫升，甜柠檬果汁100毫升，鸡蛋（取蛋黄）4个，柠檬皮适量。

做法 ① 将樱桃洗净，放入热水中煮5~10分钟；将甜柠檬果汁、柠檬皮、白糖、适量水和干白葡萄酒放在锅中加热。
② 蛋黄加水搅匀后倒入锅中稍煮，然后倒入碗中待凉，最后将汤碗放在冰箱中让其完全冷却。
③ 将酸奶淋在冷却的蛋黄上，然后放入煮好的樱桃即可。

养生功效 这款冷饮可调中益气、祛风湿、止痛，适宜关节炎、腰腿疼痛患者饮用。其消暑解热的功效也不错，天气炎热时不妨来上一碗。

香菇樱桃

原料 鲜樱桃100克，香菇80克，白糖、料酒、盐、酱油、姜汁、水淀粉各适量。

做法 ① 将樱桃洗净，去核；香菇泡发，洗净，切片。

② 锅内放油烧至五成热时，放入香菇片炒透，加入姜汁、料酒拌匀，再加酱油、白糖、盐烧沸后，改为小火煨烧片刻，入味后用水淀粉勾芡，然后放入樱桃，略炒，出锅装盘即成。

养生功效 樱桃和香菇的搭配，完美地展现了两者各自的风味，同时又彼此交融。这道菜能够补中益气，降压、降脂、防癌、抗癌，非常适合高血压、高脂血症患者食用。

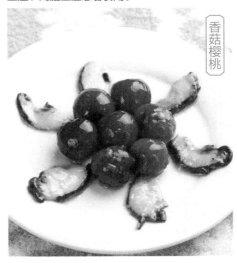

香菇樱桃

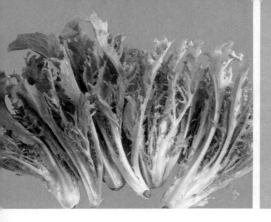

豌豆苗 ——蔬菜中的消食片

味甘，性平，《本草纲目》记载豌豆苗"和中下气，生津止渴，利尿消肿，解毒除烦"。

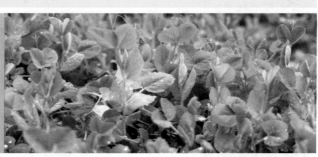

采收时间 | 5月 | 6月 | 10月 | 11月 | 12月

豌豆苗，有些地区也叫龙须菜。豌豆苗是豌豆萌发出2~4片子叶的幼苗，它的营养价值与豌豆大致相同，含有多种人体必需的氨基酸。其味清香、质柔嫩、滑润适口，色、香、味俱佳，适宜用来热炒、做汤、涮火锅，备受百姓青睐。

成熟期

田间的豌豆苗可在每年3月~4月或9月~10月播种，温暖地区10月底到次年1月也可播种，一般30~50天可采收。现在的豌豆苗大多是无土栽培，从播种到成苗一般只需几天。

主要产地

全国各地均有栽培。

适合人群

一般人群均可食用。

选购储存

1. 选购豌豆苗，以茎粗叶大、新鲜肥嫩者为佳。

2. 豌豆苗不耐存放，宜现买现吃。

食用禁忌

豌豆苗不宜久煮。

养生功效

调节免疫力	豌豆苗含钙、B族维生素、维生素C和胡萝卜素、核黄素等营养物质,可调节身体免疫力。
肌肤修复	常食豌豆苗,可使肌肤清爽不油腻。

时令美食DIY

豌豆苗拌香干

原料 豌豆苗350克,香干150克,盐、香油、味精各适量。

做法 ① 将豌豆苗择洗干净,放沸水中焯一下迅速捞出,凉水中浸泡一下,捞出沥干水分,备用。
② 香干洗净,切成条,放沸水中焯一下,捞出沥干水分,放凉后与豌豆苗一同放入盆中,加入盐、香油、味精一起拌匀即可。

养生功效 豌豆苗鲜香脆嫩,香干营养丰富,清香可口,这两味食材搭配成的菜肴,有利水消肿、助消化的食疗功效,是餐桌上的美味佳肴。

爽口豌豆苗

原料 豌豆苗200克,豆腐皮100克,干红椒丝、蒜泥、生抽、醋、白糖、盐、香油各适量。

做法 ① 豌豆苗洗净后,去掉一部分的根。
② 锅里烧开水,放入半匙盐,放入豌豆苗,氽烫后过凉水,沥干水分备用。
③ 豆腐皮用水氽烫后,切丝备用。
④ 取大碗,放入豌豆苗、豆腐丝、干红椒丝、蒜泥、生抽、醋、白糖、盐、香油,拌匀即可。

养生功效 豌豆苗可食用部位是嫩秆和嫩叶,营养丰富,含有多种人体必需的氨基酸。此菜肴味清香、质柔嫩、滑润适口,色、香、味俱佳。

猪肝豌豆苗汤

原料 猪肝50克,豌豆苗25克,盐、香油、酱油各适量。

做法 ① 将猪肝切成薄片,用凉水浸泡后再洗一遍。
② 水下锅,放酱油、肝片,煮沸后撇去浮沫;放入豌豆苗、盐烧煮,淋香油即成。

养生功效 此汤润燥止渴、养血滋阴、下气调中、润肠通便,对除烦降燥、补脑健脾有很大的益处。

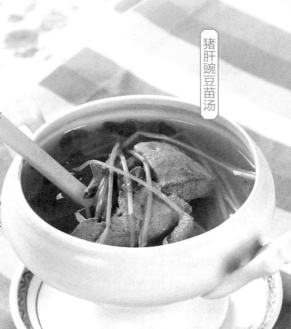

猪肝豌豆苗汤

蒜薹——健脾胃，杀毒气

味辛，性温，《本草纲目》记载蒜薹"祛寒，散肿痛，杀毒气，健脾胃"。

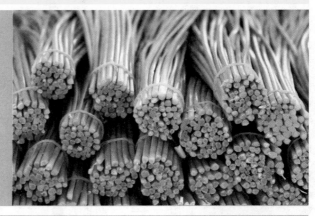

采收时间 5月

　　蒜薹是青蒜生长到一定阶段时在中央部分长出的细长的茎。蒜薹是很好的功能保健蔬菜，具有多种食疗功效，是人们喜欢吃的佳蔬之一。

成熟期

　　蒜薹大量上市的时间在5月。

主要产地

　　蒜薹在我国分布广泛，南北各地均有种植，山东省苍山、金乡两县是国家命名的两个"中国大蒜之乡"，其中苍山大蒜以生产蒜薹为主。

适合人群

　　一般人群均可食用。

　　心脑血管疾病患者、癌症患者以及受便秘、痔疮困扰的人宜多食。

选购储存

　　1.选购蒜薹时，以条长翠嫩，枝条浓绿，茎部白嫩者为佳。若尾部发柴，顶部开花，则纤维粗老嚼不烂，不要购买。

　　2.判断蒜薹好坏的最简单方法是用手掐，如果蒜薹一掐就断，说明比较鲜嫩，反之就比较老。

　　3.买回来的新鲜蒜薹如一时吃不完，可用保鲜袋密封冷藏保存，能多放几天。

食用禁忌

　　蒜薹富含膳食纤维，消化能力不佳的人要少吃。

　　过量食用蒜薹会影响视力。

养生功效

抗菌杀毒	蒜薹中所含的辣素，杀菌能力较强，对病原菌和寄生虫都有良好的杀灭作用，所含的大蒜素，可以抑制金黄色葡萄球菌、链球菌、痢疾杆菌等细菌的生长繁殖。因此，常食可起到预防流感，辅助食疗肠炎、痢疾等疾病、防止伤口感染和驱虫的作用。
预防便秘、痔疮	蒜薹富含膳食纤维，可刺激大肠排便，缓解便秘。多食用蒜薹，能预防痔疮，降低痔疮复发次数，并对轻中度痔疮有一定的改善效果。
保护心脑血管	蒜薹富含维生素C，具有明显的降血脂及预防冠心病和动脉硬化的食疗功效，还可防止血栓的形成，常食蒜薹对心脑血管有一定的保护作用。
护肝防癌	蒜薹中含有保护肝脏的成分，能诱发肝细胞脱毒酶的活性，阻断亚硝胺致癌物质的合成，对预防癌症有一定的食疗保健效果。

时令美食 DIY

蒜薹炒肉

原料 蒜薹350克，猪瘦肉60克，青椒2个，盐、味精、酱油、水淀粉各适量。

做法 ① 将蒜薹洗净，切成段；青椒切成丝，备用。

② 猪瘦肉洗净，切成肉丝，用酱油腌一下，备用。

③ 锅内放油烧热，倒入肉丝翻炒至肉发白，加入蒜薹段、青椒丝一同翻炒片刻，加入盐、味精调味，待熟用水淀粉勾芡，适当翻炒两下即可出锅。

养生功效 此菜肴鲜辣美味，常食可补充营养，缓解便秘，是春夏时节的美味菜肴。

清炒蒜薹

原料 蒜薹125克，胡萝卜、盐、鸡精各适量。

做法 ① 切掉蒜薹老根，然后切成小段；胡萝卜洗净，切条。

② 锅中烧水，水开后加少许盐，倒入蒜薹段焯一下水，1分钟就可以了，时间不要太长，水再次开的时候倒入胡萝卜条，焯水1分钟捞起沥干水分。

③ 油锅烧热，倒入蒜薹和胡萝卜，大火翻炒2分钟，然后加少许盐、鸡精，翻炒均匀即可。

养生功效 蒜薹含有丰富的碳水化合物、膳食纤维、胡萝卜素和各种维生素。这道菜肴是一道补充营养、调节免疫力的美味佳肴。

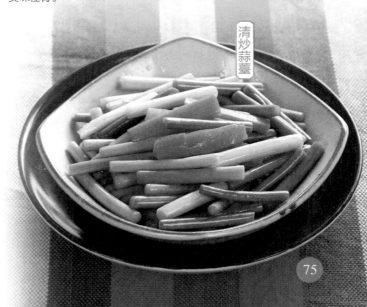

清炒蒜薹

空心菜 ——夏日解暑"奇蔬"

味甘，性凉，《本草纲目》记载空心菜"清热凉血，利尿除湿"。

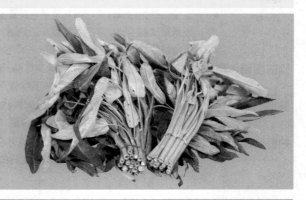

采收时间 　5月　6月　7月

　　空心菜，又称蕹菜、通心菜等，因其梗中心是空的，故称"空心菜"，是一年生或多年生草本植物。嵇含在《南方草木状》中称其为"南方之奇蔬"。民间谚语有云："新出蕹菜芽，香过猪油渣。"空心菜富含多种维生素，可凉拌、炝炒、做汤，味美可口，营养丰富。

成熟期

　　空心菜的嫩枝可陆续采收两三个月，每年的5月~7月是其大量上市的时间。

主要产地

　　空心菜喜湿热气候，我国长江流域以及广东等地均有栽培。

适合人群

　　空心菜一般人群均可食用。最适宜高血压人群食用，长期食用能控制血压。叶色偏紫色的空心菜中含有胰岛素样成分，可帮助降低血糖，适宜糖尿病患者食用。

选购储存

　　1.选购空心菜时，以叶片完整、鲜绿，叶梗质地脆嫩，茎干不宜过粗者为佳。

　　2.在储存前，应用刀把空心菜的根部切齐。空心菜的水分较多，应该把切齐后的空心菜及时放到塑料袋里保存。

食用禁忌

　　空心菜性凉，且有降压的功效，所以低血压、体质虚弱、消化不良、大便溏泄者不宜多食。

　　空心菜不宜生食，不宜长时间烹炒，以减少营养素的损失。

养生功效

清肠防癌	空心菜有清热解毒、利湿止血的食疗功效。空心菜含有大量膳食纤维，可促进肠道蠕动，加速排便，对缓解便秘及减少肠道癌变有积极作用。
排毒杀菌	空心菜所含的膳食纤维由纤维素、木质素和果胶等组成，其中果胶能使体内有毒物质加速排泄，木质素能提高巨噬细胞吞噬细菌的活力，可杀菌消炎，故常食空心菜对疮疡、痈疖有一定的辅助食疗效果。空心菜汁对金黄色葡萄球菌、链球菌等有抑制作用。因此，夏季经常吃可以消暑解热、排毒杀菌、预防痢疾。
降低血糖	糖尿病人因代谢紊乱，导致蛋白质丢失过多，而空心菜所含的丰富蛋白质能代为补充，其所富含的维生素又可帮助糖的代谢，因此，常吃空心菜对糖尿病患者有益。
降脂减肥	空心菜有降低胆固醇、甘油三酯的食疗功效，故经常食用空心菜能降脂减肥。
增强体质	空心菜含有丰富的维生素C和胡萝卜素，其维生素含量高于大白菜，这些物质可增强体质，防病抗病。

时令美食 DIY

蒜末空心菜

〔原料〕 空心菜 500 克，蒜、葱、姜、盐、味精各适量。

〔做法〕 ① 将空心菜洗净，切段，放入沸水锅内焯至断生，捞出沥水；蒜切末、葱切花、姜切丝，备用。

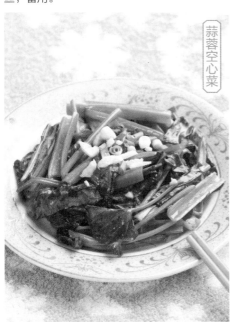

蒜蓉空心菜

② 锅内放油烧热，以葱花、姜丝炝锅，倒入空心菜翻炒至七成熟，放入蒜末，调入盐、味精即可出锅。

〔养生功效〕 此菜肴有有凉血解热、润肠利水、降血糖的食疗功效，在夏季盛产季节可经常食用。

空心菜炒玉米

〔原料〕 空心菜 200 克，熟玉米粒 150 克，青椒50 克，干辣椒 5 克，花椒、盐、葱花、鸡精各适量。

〔做法〕 ① 青椒洗净，切丝；空心菜洗净，入沸水中焯烫片刻，沥干，切段备用。

② 锅内放油烧热，放入干辣椒炸至棕红色，下花椒、葱花、青椒丝炒香，加熟玉米粒、空心菜段翻炒片刻，加盐、鸡精调匀即可。

〔养生功效〕 这是一道防暑解热的时令素菜。此时节的空心菜，价格便宜，吃起来味道更清香，非常美味。

茼蒿 ——夏日养心的清欢之物

味甘、辛，性平，《本草纲目》记载茼蒿"宁心安神，疏肝理气"。

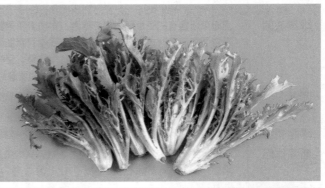

采收时间 5月 6月 10月 11月

茼蒿，又叫蓬蒿、蒿菜，分为大叶茼蒿和小叶茼蒿两种。茼蒿食用部分为嫩茎叶，营养丰富，膳食纤维多，风味独特，是家常菜、快餐、火锅、各种汤羹粥中经常用到的一种蔬菜。

成熟期

茼蒿是一年生或两年生草本植物，春、秋两季都可播种，春播一般在3月~4月，秋种在8月~9月。收获期分别为5月~6月、10月~11月。

主要产地

新疆、河北、山东、河南、陕西、甘肃、山西等地。

适合人群

一般人群均可食用。

茼蒿有宁心安神、疏肝理气、健脾养胃、化痰除湿的功效。因此，痰热咳嗽、脾胃不和、食欲不振、头昏目眩、热结膀胱、小便不利者宜常食。

选购储存

1. 选购茼蒿时，以鲜脆亮丽、无烂叶、无断枝、不垂软、无明显虫蛀、叶面茸毛完整者为佳。

2. 茼蒿放在冰箱内保存时一定要保持低温及高湿状态，储存温度越低越好，湿度越大越好，但不能使凝结水聚于叶上，否则易腐烂。若买菜时商家洒了很多水，最好把水稍微甩干一点或摊开晾干水气，然后用纸把蔬菜根部包一下，再放入保鲜袋中，竖着放在冰箱里冷藏，但不宜久存，要尽快吃完。

食用禁忌 !

　　茼蒿辛香滑利，女性崩漏、大便溏泄或久泻不愈者不宜食用。

　　茼蒿中的芳香精油遇热易挥发，这样会减弱茼蒿的健胃作用，故烹调时宜大火快炒。

养生功效 👍

润肺化痰	茼蒿气味芬芳，有润肺化痰的食疗功效，单用茼蒿做菜食用或同白萝卜、白菜等煎汤或绞汁服用可缓解痰热咳嗽。
清心养神	茼蒿性平味甘，富含维生素、胡萝卜素及多种氨基酸，有养心安神、润肺补肝、稳定情绪的食疗保健作用。
消食开胃、通便利肠	茼蒿含有一种有特殊香味的挥发油，可宽中理气、消食开胃、增加食欲，并且其所含有的膳食纤维可帮助肠道蠕动，促进排便。
利尿消肿	茼蒿含有多种氨基酸及丰富的钠、钾等矿物质，能调节体内水液代谢，通利小便，消除水肿。
降压、补脑	茼蒿属高钾食物，并含胆碱，具有降血压、补脑、增强记忆力的食疗作用。

时令美食DIY

素炒茼蒿

原料 茼蒿200克，白萝卜100克，葱、姜、盐各适量。

做法 ① 茼蒿洗净，切段；白萝卜洗净，切丝；葱洗净，切丝；姜切片。

② 油锅烧热，入葱丝、姜片爆出香味。

③ 倒入茼蒿段和白萝卜丝翻炒，熟时放入盐调味即可。

养生功效 此菜肴味道清香、脆嫩可口。茼蒿可健胃养胃、化痰祛湿，白萝卜富含维生素C和微量元素锌，两者搭配食用，可调节人体免疫功能、提高抗病能力、帮助消化。

茼蒿炒肉丝

原料 茼蒿150克，猪瘦肉50克，葱、蒜、姜、盐各适量。

做法 ① 茼蒿洗净，切段；葱洗净，切丝；姜、蒜切片；猪瘦肉洗净，切丝。

② 炒锅烧热，倒油，油七成热时倒入葱丝、姜片、蒜片爆出香味。

③ 倒入肉丝翻炒片刻，然后倒入茼蒿段，翻炒至熟，出锅时加盐调味即可。

养生功效 应季茼蒿味道最为清香，颜色翠绿，与肉、蛋等共炒，可提高其维生素A的利用率。本菜肴可开胃健脾、降压补脑，夏季食用对于天气闷热引起的心悸、烦躁不安、头昏失眠、神经衰弱等症有很好的食疗作用。

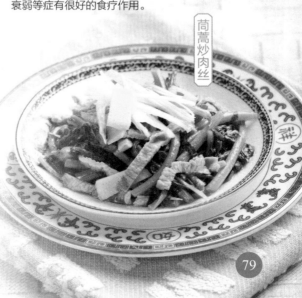

茼蒿炒肉丝

丝瓜 ——天然美容佳品，全身都可入药

味甘，性平，《本草纲目》记载丝瓜"解暑除烦，通经活络"。

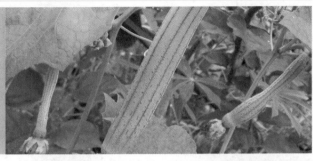

采收时间 5月 6月 7月

丝瓜，又名绵瓜、菜瓜、天罗瓜、布瓜、天吊瓜等，因它熟老时丝很多，所以叫丝瓜。丝瓜营养丰富，所含各类营养素在瓜类食物中较高，且鲜美可口，是人们喜爱的一种蔬菜，尤其适合在炎热的夏季食用。

成熟期

丝瓜的嫩果为夏季蔬菜，每年的5月~7月为其盛产期。

主要产地

我国华南、华中、华东、西南各省普遍栽培。

适合人群

一般人群均可食用。

丝瓜有通经活络的作用，月经不调、身体疲乏、痰喘咳嗽、产后乳汁不通者适宜多吃。

选购储存

1. 选购丝瓜时，以瓜身硬，瓜条匀称、鲜嫩、结实光亮，皮色为嫩绿或淡绿色，果肉顶端比较饱满，无臃肿感者为佳。

2. 不要买大肚瓜，肚大的瓜含的瓜子多；钩状瓜削皮难，也不宜购买。若皮色枯黄或瓜皮干皱，或瓜体肿大且局部有斑点和凹陷的，则说明该瓜过熟，不宜食用。

3. 丝瓜买回家最好能在一两天内吃完，如果没有马上食用，可用报纸包好，再套上塑料袋放冰箱冷藏，以延长丝瓜的保存期。

食用禁忌

丝瓜不宜生吃。

丝瓜性寒，体弱婴儿或脾胃阳虚、常便溏腹泻者慎食。

丝瓜汁水丰富，宜现切现做，以免营养成分流失。

养生功效 👍

补充维生素 C	丝瓜的维生素 C 含量较高，每 100 克中约含 8 毫克，常食丝瓜可抗坏血病及预防各种维生素 C 缺乏症。
健脑益智	丝瓜的维生素 B_1 含量较高，常食可促进小儿大脑发育及保持中老年人大脑健康。
抗病毒、抗过敏	鲜嫩丝瓜中可提取一种干扰素诱生剂，这种物质对乙型脑炎病毒有明显的抵抗作用。在丝瓜组织培养液中还可提取到一种具抗过敏性的物质泻根醇酸，具有很强的抗过敏作用。
增白、祛皱、消斑	丝瓜含有防止皮肤老化的 B 族维生素以及增白皮肤的维生素 C 等。这些营养成分具有抗皱，消炎，预防、消除痤疮及黑色素沉着的特殊功效。长期食用或用丝瓜液搽脸，可使皮肤变得光滑、细腻。

时令美食 DIY 🍜

丝瓜番茄汤

原料 丝瓜 150 克，番茄 100 克，盐、姜、味精、香油、白糖、水淀粉各适量。

做法 ① 将丝瓜去皮，切成斜块；番茄洗净，切片；姜切丝，备用。

② 锅内放油烧热，下姜丝爆香，放入丝瓜块煸炒透，加少许水，加盐、白糖调味煮沸，下番茄片再煮 2 分钟，用水淀粉勾薄芡，加味精，淋上香油即可食用。

养生功效 丝瓜是夏季时令菜，碧绿的颜色仿佛让夏季分外清新，搭配时令的番茄，有清热解毒、通络活血、解暑除烦的食疗功效，适用于慢性咽喉炎、咽喉肿痛、暑热痈肿、痔疮、大便出血等症。

丝瓜鸡蛋汤

原料 丝瓜 200 克，鸡蛋 1 个，鸡汤 400 毫升，葱花、香油、盐、料酒、味精各适量。

做法 ① 将丝瓜刮去外皮，切成 5 厘米长的段，再改切成小条块。

② 炒锅置火上，放入花生油，烧至六成热，倒入丝瓜块煸至呈绿色，加鸡汤、盐、味精烧沸，打入鸡蛋、加入料酒，汤开后撇去浮沫，放香油、葱花，盛入碗内即成。

养生功效 这道菜是夏季经典时令菜，用清爽的丝瓜与鲜香的鸡蛋搭配，做出的汤色泽鲜艳，味道鲜香，具有祛风、化痰、凉血、解毒、利尿、活血、消肿、润肠等食疗功效，适宜在夏季饮用。

丝瓜鸡蛋汤

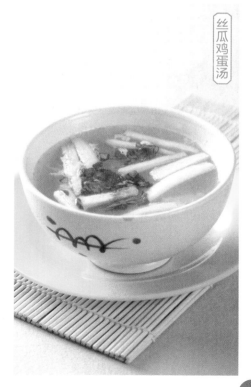

豌豆 ——补中益气的绿精灵

味甘，性平，《本草纲目》记载
豌豆"祛除面部黑斑，令面部有
光泽"。

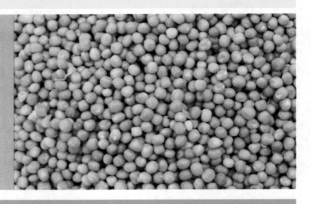

采收时间 4月 5月 6月

豌豆，又名回鹘豆、耳朵豆等。因豌豆粒圆色白，营养丰富，人们称之为"豆中珍珠"。豌豆在我国种植已久，从西域传入我国西北地区，再传入内地，全国各地均有种植。现今栽培的豌豆可分为粮用豌豆和菜用豌豆两大类型。豌豆既可作蔬菜炒食，又可待子实成熟后磨成豌豆粉食用。

成熟期

当蔬菜食用的豌豆荚或嫩豌豆成熟时间为4月~5月，当粮食与淀粉用的豌豆成熟时间为5月~6月。

主要产地

四川、河南、湖北、江苏、青海等地。

适合人群

一般人群均可食用。

糖尿病人宜常食。

小便不利、下肢浮肿的人宜常食。

产后乳汁不下的妇女宜常食。

选购储存

1. 挑选以吃豆荚为主的豌豆时，不要选太宽、太厚的，那样的豆荚吃起来没嚼头，要挑大小均匀、颜色发绿的。

2. 挑选以吃豆粒为主的豌豆时，以圆润饱满、颜色鲜绿、没有霉烂、没有虫蛀、坚硬且光滑、豆荚呈亮绿色者为佳。

3. 豌豆适宜储存在阴凉干燥处。

食用禁忌

豌豆不宜一次食用过多，否则容易引起腹胀。

消化不良、腹胀者应慎食豌豆。

养生功效

调节免疫力	豌豆含有大量的淀粉和丰富的蛋白质、膳食纤维、维生素等成分，经常食用豌豆可调节身体的免疫力。
清肠通便	豌豆中富含的膳食纤维可缓解便秘，并能促进大肠蠕动，保持大便通畅，起到清洁大肠的作用。
抗菌消炎	豌豆所含有的赤霉素和植物凝集素等物质，能增强人体的新陈代谢功能，起到抗菌消炎的作用。
美容养颜	新鲜豌豆苗所含有的胡萝卜素、维生素C，能使皮肤柔腻润泽，并能抑制黑色素的形成，有美容功效。
防癌抗癌	豌豆荚富含维生素C、胡萝卜素和能分解亚硝胺的酶，可有效抑制体内致癌物质的合成，从而减少癌细胞的形成，降低癌症的发病率。

时令美食 DIY

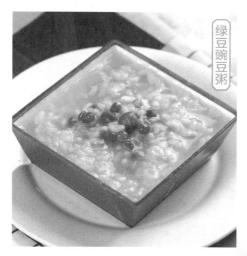

绿豆豌豆粥

三丁豆腐羹

原料 豆腐100克，鲜豌豆粒、鸡胸肉、番茄各50克，盐、香油各适量。

做法 ① 将豆腐切成块，在沸水中煮1分钟，沥干水备用。

② 鸡胸肉洗净，切成小丁；番茄洗净去皮，切成小丁。

③ 将豆腐块、鸡胸肉丁、番茄丁、鲜豌豆粒、盐放入锅中，大火煮沸后，转小火煮20分钟，出锅时淋上香油即可。

养生功效 此菜所用香油、豆腐、番茄、鲜豌豆粒均可缓解便秘。老年人可经常食用此羹。

绿豆豌豆粥

原料 粳米100克，绿豆、豌豆粒各50克，白糖20克。

做法 ① 绿豆、粳米淘洗干净，分别用冷水浸泡发涨，捞出，沥干水分；豌豆粒洗净，焯水烫透备用。

② 锅中加入约1500毫升冷水，先将绿豆放入，大火煮沸，再加豌豆和粳米，改小火慢煮，待粥将成时放白糖，搅拌均匀，再稍焖片刻即可。

养生功效 此粥有健脾益气、清暑解毒的食疗功效，适于暑热、便秘、痔疮出血等患者常食。

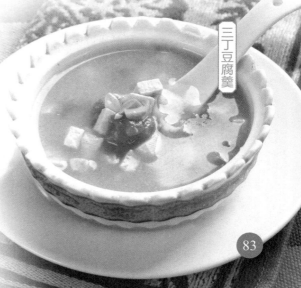

三丁豆腐羹

土豆 ——十全十美的食物

味甘，性平，《本草纲目》记载土豆"宽肠通便，解毒消肿"。

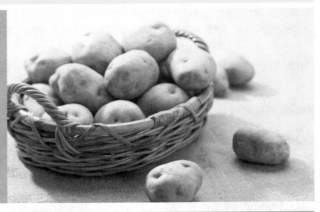

采收时间 5月 6月 7月 8月 11月 12月

土豆，因形如马铃，又叫马铃薯，茄科茄属一年生草本植物，地下块茎可供食用。土豆是一种粮菜兼用型的食物，是全球五大农作物之一。从营养角度来看，土豆营养成分齐全，而且易被人体消化吸收，被称为"十全十美的食物"。

成熟期

土豆一年之中大约可以收获3次，分别在5月、7月、11月上市。一般来说，地上部分的茎叶开始发黄就可以收获了，5月~6月成熟的土豆品质最佳。

主要产地

全国各地都有栽培。

适合人群

一般人群均可食用。

肥胖者、爱美人士、消化道疾病患者宜常食。

选购储存

1. 选购土豆时，以表皮光洁、外形圆整、皮色正（色不正的常染环腐病，切开时有环状褐色斑）、芽眼浅、没毒烂、没出芽、表皮没变绿者为佳。

2. 土豆需存放于干燥、通风、避光处。将土豆与苹果一起存放，可防止土豆发芽。

食用禁忌

土豆发芽、变绿及未成熟者，不能食用，因为这样的土豆均含过量龙葵碱，易引起中毒。

养生功效

通便、降低胆固醇	土豆所含的膳食纤维，具有通便和降低胆固醇的食疗作用，可缓解习惯性便秘和预防血胆固醇增高。
预防脑卒中	每100克土豆含钾高达300毫克，经常食用可以降低脑卒中的发病率。
控制血糖	土豆升糖指数低，糖尿病患者可常吃。
减肥	土豆是低脂肪、高蛋白质、高膳食纤维、含多种维生素和微量元素的食物，是理想的减肥食物。
美容护肤	新鲜土豆汁液直接涂敷于面部可美白、护肤、减少皱纹。夏日被晒伤、晒黑后直接涂抹土豆汁对清除色斑效果明显，并且没有副作用。将熟土豆切片，贴在眼睛上，能减轻下眼袋浮肿。用棉花棒蘸新鲜土豆汁涂抹青春痘、痤疮，可辅助消炎除痘。

时令美食 DIY

牛尾炖土豆

原料 中段牛尾400克，土豆300克，芹菜梗40克，胡萝卜25克，白萝卜120克，洋葱、香叶、咖喱粉、盐、味精、白糖、花椒水各适量。

做法 ① 土豆去皮，洗净切条；牛尾剁成段，开水焯透捞出；洋葱切丁；白萝卜去皮，切条；胡萝卜切成片；芹菜梗切成段。

② 锅内放油烧至六成热，放入洋葱丁、咖喱粉炒出香味，添水，放入牛尾段炖至八成熟，再放香叶、盐、味精、白糖、花椒水，加入土豆、胡萝卜、白萝卜，炖至酥烂，加芹菜梗炖4~6分钟即可。

养生功效 这道菜补肾益气、养血滋阴的食疗效果明显，经常食用还能够使人身体强壮。

核桃仁土豆泥

原料 土豆500克，核桃仁末75克，白糖、水淀粉各适量。

做法 ① 土豆去皮，洗净，上笼蒸熟，捣成泥，加入水淀粉、白糖调拌均匀。

② 将调好的土豆泥与核桃仁末混匀，入锅蒸熟，出锅装盘，撒上白糖便可食用。

养生功效 核桃仁富含维生素 E 和 B 族维生素，经常食用可强身健体。此菜对女性丰乳有益，尤其适合消瘦的女性食用，有利于体形的健美。

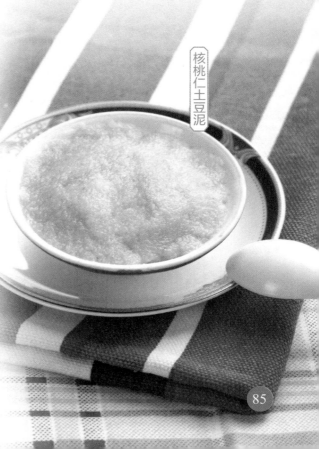

核桃仁土豆泥

茭白 ——解热毒、除烦渴的"水中人参"

味甘，性寒，《本草纲目》记载茭白"解热毒，除烦渴，利二便"。

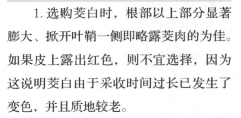

采收时间 | 5月 | 6月 | 7月 | 8月

茭白，又名茭笋、菰笋、茭瓜，是我国特有的水生蔬菜，与莼菜、鲈鱼并称为"江南三大名菜"。由于其质地鲜嫩，味甘实，被视为蔬菜中的佳品，有"水中人参"之称，与各种肉食共炒，味道更鲜。

成熟期

茭白清明时节就有上市，到芒种、夏至时节，已经盛产，味道鲜美，营养素含量也比较丰富，盛产期可至7月。8月仍有少量茭白上市，但味道不及5月~6月的。

主要产地

茭白生长于湖沼水田内，分布于全国各地，但以南方各省为多，苏州、杭州、无锡等地出产的最佳。

适合人群

一般人群均可食用。

茭白有清热解毒的功效，阴虚内热者、烧烫伤者宜多食。

选购储存

1. 选购茭白时，根部以上部分显著膨大、掀开叶鞘一侧即略露茭肉的为佳。如果皮上露出红色，则不宜选择，因为这说明茭白由于采收时间过长已发生了变色，并且质地较老。

2. 如果发现茭白过嫩或发青、变成灰色，则不要食用。

3. 茭白水分含量极高，放置过久会丧失鲜味；茭白富含维生素C，如存放时间较长，维生素C会大量流失，所以最好现买现吃。若需保存，可以用纸包住，再用保鲜膜包裹，放入冰箱保存。

食用禁忌 ⚠

茭白性寒，滑精便溏者忌食。

茭白含有较多的草酸，尿路结石或尿中草酸盐类结晶较多的患者不宜多食。

养生功效 👍

养颜美容	茭白中的豆甾醇能清除体内的活性氧，抑制酪氨酸酶活性，可阻止黑色素生成，它还能软化皮肤表面的角质层，使皮肤润滑细腻。
解暑、解酒	茭白甘寒，性滑而利，既能利尿去水，辅助食疗四肢浮肿、小便不利等症，又能清暑解烦止渴，夏季食用尤为适宜。另外，茭白还含有丰富的、具有解酒作用的维生素，可解酒醉。
祛黄疸、通乳	茭白可辅助退黄疸、通乳汁，对调养黄疸型肝炎和产后乳少有益。
强壮身体	茭白含有较多的碳水化合物、蛋白质、脂肪等，能补充人体的营养物质，具有强壮身体的作用。
减肥	茭白热量低、水分高，食后易有饱足感，适宜肥胖人群食用。

时令美食 DIY 🍜

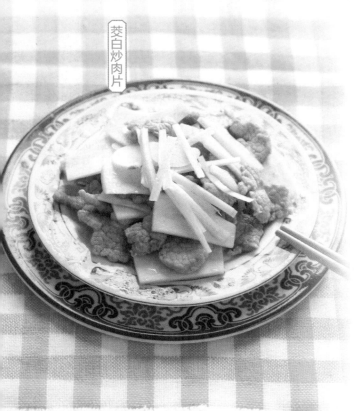

茭白炒肉片

茭白炒肉片

原料 茭白 300 克，猪里脊肉 100 克，葱、姜、蒜、盐、味精、料酒、淀粉各适量。

做法 ① 将茭白去顶部绿色外皮，留根部嫩的白色部分，清水洗净，切薄片；葱切丝；姜、蒜切末备用；将猪里脊肉洗净，切片，用料酒、淀粉均匀腌制 5 分钟。

② 锅倒油烧热，把腌制好的肉片放进锅内过油，待变色后捞出备用。

③ 锅内剩少许油，烧热，倒入葱丝、姜末、蒜末爆香后，把切好的茭白片放进锅内快速翻炒至变色，然后把过油的里脊肉片倒入，加入盐、味精一同翻炒几下即可。

养生功效 茭白搭配猪里脊肉，味道鲜美、营养丰富，有除烦止渴、清利二便的食疗功效。

荔枝 —— 生津止渴，补脾益血

味甘、酸，性温，《本草纲目》记载荔枝"生津止渴，补脾益血"。

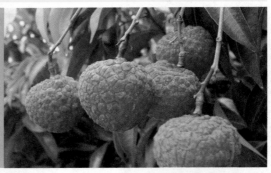

采收时间 3月 4月 5月 6月 7月

荔枝，又名离枝、丹荔，是我国南方盛产的著名水果。荔枝味道鲜美甘甜、口感软韧，杨贵妃就喜食荔枝，杜牧为此曾写下"一骑红尘妃子笑，无人知是荔枝来"的千古名句，现如今"妃子笑"已成为荔枝某个品种的名称。

成熟期

荔枝树木高大，树叶一年四季不落，广东有一早熟品种在3月下旬成熟，但其他地区的一般在5月~7月成熟。

主要产地

广东、广西、福建、云南、四川、台湾等地。

适合人群

一般人群均可食用。体质虚弱、病后津液不足、贫血者宜多食；脾虚腹泻或老年人五更泻、胃寒疼痛者宜多食；口臭者宜多食。

选购储存

1. 想买到新鲜的好荔枝，首先要用眼看，新鲜荔枝的果皮新鲜红润，果柄鲜活不萎，果肉晶莹饱满，倘若果皮呈黑褐色或黑色，汁液尚未外渗，那是快变质的荔枝；其次是用手摸，手指轻按果实，感到果实紧绷、有弹性，则是成熟、质量好的荔枝，如果果实松软，汁液外渗，说明已经变质。

2. 诗人白居易曾描述荔枝："若离本枝，一日而色变，二日而香变，三日而味变，四五日外，色香味尽去矣。"荔枝不耐存放，在常温下可用塑料袋密封后放在阴凉处，一般能保存6天左右。也可以放在冰箱内冷冻保存，在-18℃的温度下可保鲜1个月左右。

食用禁忌

糖尿病患者慎食荔枝；阴虚火旺、有上火症状的人不要吃，以免加重上火症状。

若一次性大量进食荔枝又很少吃饭，极容易引起突发性低血糖症，出现头晕、口渴、恶心、出汗、肚子疼、心慌等症状，严重者会发生昏迷、抽搐、呼吸不规则、心律不齐等急性中毒症状，也称"荔枝病"。

"生地盐水"是预防食用荔枝上火的"秘法"，可用生地50克、水1000毫升煎汁，烧开即可，再加入适量盐（以够咸、但能喝下为标准），凉后放冰箱备用。吃荔枝时，先喝小半碗"生地盐水"，留小半碗吃完荔枝后喝。或把剥了壳的荔枝肉浸入"生地盐水"后再吃。

养生功效

补充能量	荔枝属于含糖量高的水果，有补充能量、增加营养的作用。
促进血液循环、美容	荔枝含有丰富的维生素，适量食用，可以促进微细血管的血液循环，预防面部色斑出现，令皮肤光滑细嫩，富有弹性；对因妊娠产生的色素沉着也有一定的改善作用。
补养大脑	荔枝对大脑组织细胞有补养作用，对改善失眠、健忘等有益。
消肿解毒、止血、止痛	荔枝有消肿解毒、止血、止痛的食疗作用，可用于肿瘤、疔疮恶肿、外伤出血等外科疾病的辅助食疗。荔枝核是一味理气止痛的中药，临床上常用于治疗疝气痛、睾丸肿痛、胃脘痛、痛经及产后腹痛等。

时令美食 DIY

荔枝粥

原料 荔枝5~7个，大米50克。

做法 ① 将荔枝去壳；大米淘洗干净。
② 将荔枝和大米同入锅，加水适量熬成稀粥即可。

养生功效 荔枝粥可健脾益气、养肝补血、理气止痛、养心安神，适用于脾胃亏虚所致的饮食减少、久泻不止、头眼昏花、心悸、失眠健忘等症，同时对妇女产后虚弱、贫血，以及气血不足、面色萎黄者有良好的食疗效果。

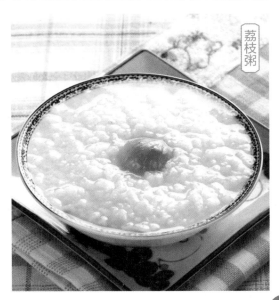

荔枝粥

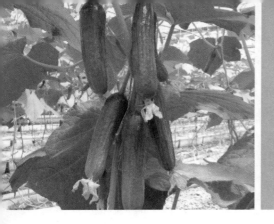

苋菜——民间的"补血佳蔬"

味甘、微苦，性凉，《本草纲目》记载苋菜"清肝明目，凉血解毒，止痢"。

采收时间 6月 7月 8月 9月

苋菜，又名青香苋、玉米菜、红菜等。有的地区把苋菜称为"长寿菜"。苋菜叶多质嫩，茎细柔软，清爽可口，易于消化吸收。我国很早就已经开始栽培苋菜，现全国各地均有栽培。苋菜分为赤苋、白苋、紫苋、五色苋、马苋等，其中白苋及赤苋是春、夏两季的主要蔬菜之一。

成熟期

苋菜为一年生草本植物，根据地域不同，从南到北的盛产旺季会从6月延续到9月。冬季上市的苋菜多为大棚反季种植。

主要产地

全国各地均有种植。

适合人群

一般人群均可食用。

老年人、幼儿、妇女、减肥者宜常食。

苋菜对于维持正常心肌活动、促进凝血大有裨益，非常适合贫血、血液病患者食用。

选购储存

1. 选购苋菜时，以短身、梗不太粗、菜根短而白、菜叶青绿而油润、用手折菜梗梗柔软者为优。

2. 苋菜的叶片应无斑点，叶片新鲜者为佳。

3. 苋菜不耐储存，宜现买现吃。

食用禁忌

苋菜性凉，脾胃虚寒者忌食。

平素易腹泻者不宜多食。

养生功效

清热解毒	苋菜性凉味甘，能清利湿热、清肝解毒、凉血散瘀，对于湿热所致的疾病及肝火上升所致的目赤目痛、咽喉红肿有一定的食疗作用，夏季宜常食。
促进造血功能	苋菜含有丰富的铁、钙和维生素K，具有促进凝血、增加血红蛋白含量、提高携氧能力、促进造血等作用。
抗菌、杀毒、止痢	苋菜对白色葡萄球菌、草绿色链球菌等革兰氏阳性菌、金黄色葡萄球菌及大肠杆菌、克雷白杆菌、绿脓假单胞菌等有较强的抑制作用。夏季食用苋菜能清热解毒，可用于肠炎、痢疾以及大便干结和小便赤涩的辅助食疗。
促进生长、增强体质	苋菜含较多的蛋白质、碳水化合物、钙、磷、维生素C等营养成分，对牙齿和骨骼的生长有促进作用。因此，长身体的儿童、体弱的老人以及女性宜常食用。

时令美食DIY

苋菜豆腐汤

原料 苋菜200克，豆腐250克，蒜、盐、鸡精各适量。

做法 ① 苋菜洗净，入沸水略焯，捞出沥水，切长段；蒜切末；豆腐切小块，备用。

② 将油锅烧至六成热，下蒜末煸香，加豆腐块、盐略翻炒，加水适量，待水沸后下入苋菜；再沸后加鸡精，调好口味，出锅盛入汤碗即成。

养生功效 苋菜可利水消肿、清热解毒，豆腐可补中益气、清热润燥，并且两味食材都有补钙的食疗功效，合二为一制作的食疗菜肴是老少皆宜的美味。

凉拌苋菜

原料 苋菜450克，蒜、盐、味精、香油各适量。

做法 ① 将苋菜择洗干净，放入沸水中焯一下捞出；蒜切成粒，备用。

② 将焯好的苋菜放入盘中，再放蒜粒、盐、香油、味精，拌匀即可。

养生功效 此菜蒜香扑鼻、颜色诱人，食之可开胃助食，对于夏季胃纳不佳、饮食不香、脘腹痞满等症有食疗功效。

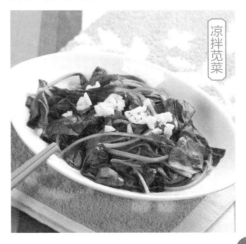

凉拌苋菜

生菜 ——清肝利胆，消脂减肥

味甘，性凉，《本草纲目》记载
生菜"补筋骨，利五脏，通经脉，
解热毒"。

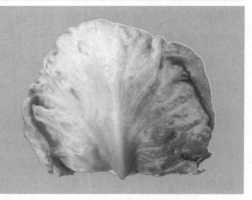

采收时间 | 1月 | 2月 | 3月 | 4月 | 6月 | 7月 | 8月 | 9月 | 11月 | 12月

生菜质地脆嫩、口感鲜嫩清香，因适宜生食而得名。中医认为生菜味甘、性凉，有清热爽神、清肝利胆、养胃的功效。生菜营养丰富，富含膳食纤维，有帮助消化、消除多余脂肪的作用，故又名"减肥生菜"。

成熟期

根据生菜各生长期对温度的要求，东北、西北的高寒地区多为春播夏收，华北地区及长江流域春秋均可栽培，华南地区从9月至第二年2月都可以播种，11月到第二年4月收获。中原地区的露地生菜，在6月~9月大量上市。

主要产地

华南地区、华北地区、长江流域、台湾地区。

适合人群

一般人群均可食用。

选购储存

1. 选购生菜时，要看底部的切口，以切口呈白色、水嫩新鲜者为佳；如切口呈褐色且已干燥，则不宜选购。

2. 如生菜是球形的，应选松软叶绿、大小适中的，硬邦邦的口感要差一些；散叶生菜则选择大小适中、叶片肥厚适中、叶质鲜嫩、叶绿梗白且无蔫叶的。

3. 为防止生菜干燥，可用保鲜膜包好放入冰箱，以保证生菜的新鲜。但生菜不宜久放，以免营养随水分自动流失。

食用禁忌

生吃生菜时，要反复清洗，以防农药残留和小虫。

生吃生菜时，撕成片要比用刀切的脆，也更美味。

生菜性寒凉，故尿频、胃寒者以及孕妇要少吃。生菜不可与碱性药物同服。

养生功效

消脂减肥	生菜含有丰富的膳食纤维和维生素 C，能增加饱腹感，降低食欲，消除多余脂肪，是肥胖人群消脂减肥的首选蔬菜。
清利肝胆、强健筋骨	生菜有清肝热、养肝血的作用，能保护肝脏，促进胆汁形成，防止胆汁淤积，可预防胆囊结石与胆囊炎；生菜味苦，有滋阴强肾的作用。肝血旺能养筋膜，肾精充足，则骨骼强健有力，因此，常食生菜能清利肝胆、强健筋骨。
排毒	生菜含有甘露醇等有效成分，能去除血液中的垃圾，具有清血、利尿的食疗作用，还能去除肠内毒素，预防便秘。
镇痛安神	生菜中的苦味莴苣素，具有镇痛催眠、降低胆固醇、改善神经衰弱等食疗作用，所以常吃生菜可镇痛安神，帮助睡眠。
防癌抗癌	生菜中含有一种抗病毒蛋白，对胃癌、肝癌、大肠癌、膀胱癌等癌细胞有一定的抑制作用。

时令美食 DIY

蚝油生菜

原料 生菜 500 克，蚝油 25 克，盐、味精各适量。

做法 ① 将生菜洗净，用手撕成大块，备用。
② 锅内放适量的清水，烧沸后放入生菜块，焯至断生即可捞出，沥干水分放在盘内。
③ 将锅内放入适量油，烧热，倒入蚝油，加盐、味精，加少许水烧沸，浇在生菜上即可。

养生功效 此菜肴清淡美味，可促进血液循环、抗病毒、清肝利胆、滋阴补肾，是清肝热、抗病毒、调节免疫力的美味佳肴。

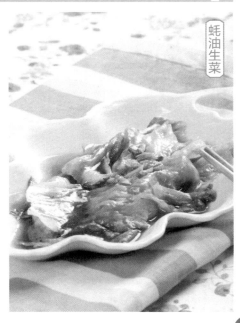

蚝油生菜

四季豆——消暑利湿，益气健脾

味甘、淡，性微温，《本草纲目》记载四季豆"消暑利湿，益气健脾"。

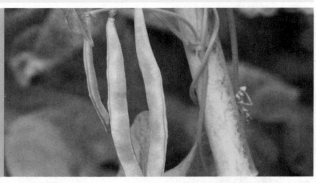

采收时间 6月 7月 8月 9月 10月

四季豆，又叫菜豆、芸豆，是豆科菜豆属植物。一般在南方称四季豆，在北方称其为豆角，是餐桌上的常见蔬菜之一。四季豆无论单独清炒，还是和肉类同炖，抑或是焯熟凉拌，都别有一番风味。

成熟期

四季豆可在春季和夏、秋季栽培。春季栽培的在2月~3月种植，6月~8月采收嫩豆荚。夏秋季栽培的在5月~8月初播种，7月~10月采收。

主要产地

全国各地均有栽培。

适合人群

一般人群均可食用。心脏病、动脉硬化、高脂血症、低血钾症等患者宜食。

选购储存

1.选购四季豆时，要选择豆荚粗细均匀、色泽鲜艳、透明有光泽，豆粒均匀、鲜嫩的，而有裂口、皮皱的、过细无子或过粗、子老、表皮有虫痕的四季豆则不宜购买。

2.四季豆不耐久放，宜现买现吃，一次吃不完的，不要水洗，直接用保鲜袋装好放入冰箱，可存放两三天。

食用禁忌

消化功能不良者和慢性消化道疾病患者要少食四季豆。

四季豆中的皂苷和植物凝集素对人体有害，但这两种物质不耐热，充分加热后，可将其毒素破坏掉。因此，四季豆要彻底炒熟、煮透后再食用。

食用四季豆时要先洗后择，择后再洗，把两头的蒂和豆荚上的筋一同择去。

养生功效 👍

调理胃肠道	四季豆含有 B 族维生素，有维持人体正常的消化腺分泌和促进胃肠道蠕动的作用，可抑制胆碱酶活性，帮助消化，增进食欲。
抗病毒	四季豆所含的维生素 C 能促进抗体的合成，提高人体抗病毒的能力。常食四季豆还可以预防急性肠胃炎。

时令美食 DIY

素炒四季豆

原料 四季豆 100 克，盐、葱、姜、鸡精各适量。

做法 ① 将四季豆洗净，去筋丝，切段；葱、姜去皮，切末。

② 锅内放水烧开，下四季豆段焯水，捞出控干水分，备用。

③ 锅内放油烧热，放入葱末、姜末爆香，加入焯好的四季豆快速翻炒，再用盐、鸡精调味即可。

养生功效 此菜肴鲜香可口，营养丰富，能补中益气、清热利湿，对夏季脾胃虚弱食少、腹胀等症有很好的改善作用。

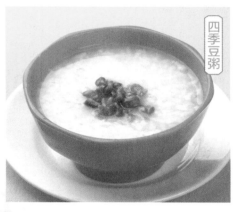

四季豆粥

四季豆粥

原料 大米 50 克，四季豆 100 克，盐适量。

做法 ① 将四季豆择洗干净，切碎。

② 大米淘洗干净，用冷水浸泡半小时，捞出，沥干水分。

③ 锅中加入约 1500 毫升冷水，将大米放入，用大火烧沸后加入四季豆。

④ 再改用小火熬煮成粥，以盐调好味，再稍焖片刻即可。

养生功效 这款粥富含蛋白质，常食可健脾胃，增进食欲。夏天多吃一些四季豆制作的菜肴，有消暑祛湿、健脾开胃的作用。

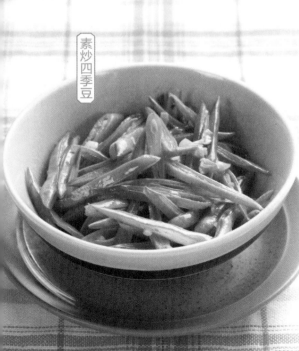

素炒四季豆

豇豆 ——可菜可谷，豆中上品

味甘、咸，性平，《本草纲目》记载豇豆"健脾补肾，利尿除湿"。

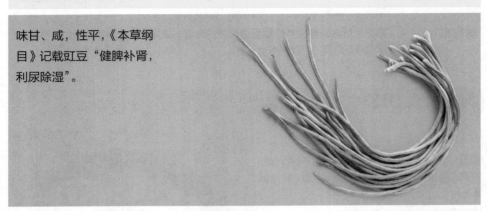

采收时间 6月 7月 8月

豇豆，又称角豆、姜豆、挂豆角、带豆等，蝶形花科一年生缠绕草本植物。豇豆分为长豇豆和饭豇豆两种。长豇豆一般作为蔬菜食用，既可热炒，又可凉拌。饭豇豆因其豆荚所含膳食纤维过多而不能嫩食，可待豆粒熟后煮食。李时珍称"此豆可菜、可果、可谷，乃豆中之上品"。

成熟期

豇豆是一年生草本植物，一般3月~4月播种，6月~8月可采收嫩荚做菜吃，秋季采收成熟的豆粒食用。

主要产地

全国各地均有栽培。

适合人群

一般人群均可食用。

选购储存

1.选购豇豆作蔬菜食用时，要选择粗细均匀，外表无虫眼、斑点、颜色深绿的；选购成熟的豆粒，以豆粒饱满、无虫蛀和无霉变者为佳。

2.新鲜豇豆不宜久存，买回后最好尽快食用。若想长期储存，可制成泡菜慢慢享用。

食用禁忌

豇豆不可一次性食用过量，以防产气引起腹胀。

新鲜豇豆烹调时间不宜过长，否则会破坏营养素。

养生功效 👍

清热解毒	豇豆有散血消肿、清热解毒的食疗功效。豇豆中所含的维生素 C 能促进抗体的合成，进而提高抗病毒能力。
润肠通便	鲜豇豆、干豇豆都富含膳食纤维，有润肠通便的食疗作用。

时令美食 DIY

酸豇豆炒肉末

原料 酸豇豆 200 克，肉末 200 克，葱、蒜、辣椒、花椒、料酒、盐、白糖、鸡精、胡椒粉各适量。

做法 ① 将酸豇豆切成小粒备用；葱、蒜切末备用；辣椒切末备用。

② 锅中倒油，煸炒辣椒和花椒，然后将切好的葱末、蒜末倒入，继续炒香。

③ 将肉末倒入，翻炒至变色，加入料酒少许。肉末炒熟后，将酸豇豆下锅，待酸豇豆炒熟后加盐、白糖、鸡精、胡椒粉拌炒均匀即可。

养生功效 此菜肴有可健脾胃、消积滞、补肾固精，适用于妇女白带过多、梦遗滑精、小便失禁等症，是夏季餐桌当中一道不可或缺的下饭菜。

豇豆烧排骨

原料 猪小排 500 克，豇豆 200 克，姜、酱油、盐、胡椒粉、料酒各适量。

做法 ① 排骨斩成长条块；豇豆洗净，切段；姜切细条。

② 炒锅置火上，油烧至六成热时，下排骨爆炒，倒入料酒，放入姜，再放酱油继续翻炒。

③ 排骨上色后，加足量水烧开，改小火焖煮，至八成熟时，下豇豆，待排骨烧熟，放盐、胡椒粉收汁即成。

养生功效 豇豆烧排骨的做法简单，是菜谱里的常见菜，豇豆烧排骨口味偏重，可以依照自己的口味进行调整，此菜品有健脾补肾、利湿的食疗功效，夏季湿热天气宜常食。

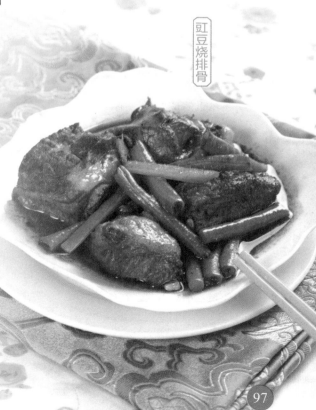

豇豆烧排骨

冬瓜——利水消肿，越吃越瘦

味甘，性寒，《本草纲目》记载冬瓜"清热止渴，祛湿解暑"。

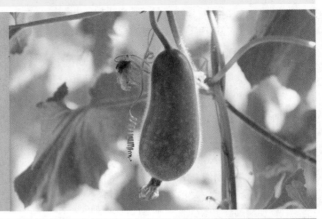

采收时间　6月　7月　8月

冬瓜，又名白瓜、东瓜、地芝等，因成熟时表面上有一层白粉状的东西，类似冬天所结的白霜，所以得名冬瓜。冬瓜清凉可口，水分多，味清淡，既可以用来煮汤，做冬瓜盅，也可以腌制成糖冬瓜等，是餐桌上常见的蔬菜之一。

成熟期

冬瓜的成熟时间主要集中在6月~8月。

主要产地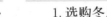

全国各地均有栽培。

适合人群

一般人群均可食用。夏天气候炎热，心烦气躁、闷热不舒服时宜食；热病口干烦渴、小便不利者宜食。

选购储存

1. 选购冬瓜时，凡个体较大、肉厚湿润、表皮有一层粉末、体重、肉质结实、质地细嫩者均为质量好的冬瓜。选购时可用手指甲掐一下，皮较硬的冬瓜口感更好。

2. 冬瓜喜温耐热，可放在通风处保存两三个月。但应避免接触酒、漆、麝香和糯米，否则易腐烂。

食用禁忌

冬瓜性寒凉，脾胃虚寒易泄泻者慎用；久病者及阳虚手脚冰冷者忌食。

养生功效

消脂减肥	冬瓜含有葫芦巴碱、丙醇二酸、甘露醇等活性成分。其中葫芦巴碱对人体新陈代谢有独特作用，丙醇二酸在体内能有效阻止糖类转化为脂肪，且能把多余脂肪消耗掉，长期食用可使体重减轻。
调节人体代谢平衡	冬瓜含多种维生素和人体必需的微量元素，可调节人体的代谢平衡，对改善老年性黄斑变性等大有帮助。
利尿消肿	冬瓜含维生素C较多，且钾盐含量高，钠盐含量较低，最适宜需低钠饮食的高血压、肾脏病、浮肿等患者食用，有降压、消肿而不伤正气的食疗作用。
润肤美容	冬瓜所含的亚油酸和抑制体内黑色素沉积的活性物质，均有良好的润肤美容功效。用新鲜的冬瓜瓤擦拭面部，可使皮肤光泽白润。
清热解暑	冬瓜性寒味甘，可清热生津、解暑除烦，在夏季食用能够清热解暑。

时令美食 DIY

冬瓜排骨汤

原料 排骨 500 克，冬瓜 500 克，葱花、姜、盐、味精各适量。

做法 ① 将排骨洗净，切段，入沸水中煮开，撇去浮沫，捞出后洗净，备用。

② 冬瓜去皮，去子，切块；姜切成片。

③ 将排骨段、冬瓜块、姜片同时下锅，加清水烧约 1 小时，加盐、味精调味，再焖数分钟，撒入葱花即可食用。

养生功效 冬瓜性寒而味甘，能消热解毒、利尿消肿、止渴除烦，对口渴不止、烦躁、小便不利、暑热难消等症有食疗效果。此汤味道清淡，利于清热。但要注意的是，此汤通利作用较强，体质瘦弱者不宜常食。

冬瓜鸡片

原料 冬瓜 300 克，鸡肉 100 克，葱花、盐、味精、料酒、淀粉各适量。

做法 ① 将冬瓜和鸡肉洗净，冬瓜去皮、切斜刀块，鸡肉切成片。

② 在鸡肉片中加入少许盐、料酒，用淀粉上浆。

③ 锅烧热，放入少量油，肉片下锅，用铲子划散后盛出，沥油。

④ 将冬瓜块倒入锅中，加少许水，待锅中水分收干，冬瓜近熟时，倒入炒熟的肉片，并加入葱花、盐、味精拌炒一下即可。

养生功效 冬瓜所含有的丙醇二酸能有效抑制糖类转化为脂肪，加之冬瓜本身不含脂肪，热量不高，堪称减肥佳品，能够清热生津、解暑除烦，在夏日服食尤为适宜。

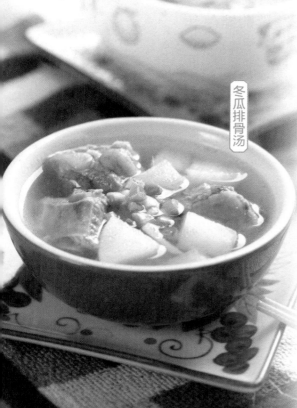

冬瓜排骨汤

黄瓜 ——厨房里的美容剂

味甘，性凉，《本草纲目》记载黄瓜"清热利水，解毒消肿"。

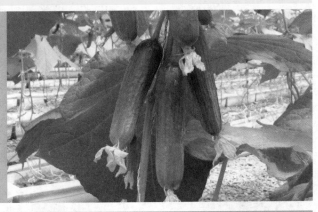

采收时间 6月 7月 8月

黄瓜，也称胡瓜、青瓜。黄瓜水分多，含有丰富的维生素，是一种可以美容的瓜菜，被称为"厨房里的美容剂"。夏季，黄瓜是家庭餐桌上的"平民蔬菜"，以营养丰富、价廉广受青睐。

成熟期

黄瓜春、夏、秋三季都有种植，但因产季、地域、品种不同，成熟季节也有差异，一般来说，6月~8月是黄瓜大量上市的季节。

主要产地

全国各地均有栽培。

适合人群

一般人群均可食用。热病患者、肥胖、高血压、高脂血症、水肿、癌症以及嗜酒者宜多食；糖尿病患者宜多食。

选购储存

1.黄瓜品种基本上分为三大类型：一是无刺品种，皮光无刺，色淡绿，口感脆，水分多；二是少刺品种，果面光滑少刺，皮薄肉厚，水分多，味鲜，带甜味；三是密刺品种，果面密刺多（刺多为白色），色绿，皮厚，香脆味浓。可根据自己的要求选购，不管什么品种，无疑都要选嫩的，最好是带花的（花冠残存于顶部）。同时，任何品种都要挑硬邦邦的，这才是新鲜、优质的黄瓜。

2.保存黄瓜时，先将它表面的水分擦干，再放入保鲜袋中密封，封好袋口后冷藏即可，尽量在3~5天内吃完。

食用禁忌

黄瓜性凉，脾胃虚弱、腹痛腹泻、肺寒咳嗽者都应少吃。

养生功效

减肥	黄瓜所含有的丙醇二酸，有抑制糖类转化为脂肪的作用，因此，肥胖人士多吃黄瓜有减肥作用。
清肠通便	黄瓜富含膳食纤维，可促进大肠蠕动，因此食用黄瓜可清肠通便。
利水降压	黄瓜含有丰富的钾盐，具有加速血液新陈代谢、排泄体内多余盐分的作用，这对肾炎、膀胱炎以及高血压患者有利。
美容防衰	鲜黄瓜含有一种黄瓜酶，具有很强的生物活性，能促进人体新陈代谢，而且黄瓜还含有丰富的维生素 E，所以用黄瓜汁涂脸部肌肤，可以滋润肌肤、去除皱纹、抗衰老，尤其对干燥的肌肤很有好处。

时令美食 DIY

香辣黄瓜条

原料 黄瓜 600 克，干红辣椒少许，盐、白糖、白醋各适量。

做法 ① 先将黄瓜去瓤、洗净，切成条，用盐腌渍 30 分钟后，用凉白开水洗去黄瓜的部分咸味，水控干后，加盐、白糖、白醋腌 1 小时，备用。
② 将干红辣椒剪成小段，放入碗内，锅内倒适量油烧热，淋在干红辣椒上，待稍凉倒在黄瓜条上即可。

养生功效 这道菜香辣酸甜，具有清热开胃、生津止渴的食疗功效，适用于烦渴、口腻、脘痞等症，非常适合夏季暑热天气食用。

虾丸黄瓜汤

原料 黄瓜 1 根，素虾丸 120 克，木耳 20 克，姜 1 块，白酒 6 毫升，香油 5 毫升，盐 3 克，高汤 100 毫升。

做法 ① 黄瓜去皮，洗净，对半切开，再对切成 4 等份，去瓤，斜刀切薄片。
② 素虾丸洗净备用；木耳洗净，放入温水中浸泡至软，捞出，去蒂和杂质，再用冷水冲净，沥干水分；姜洗净，去皮，切片。

③ 锅内放油，烧热，放入姜片爆香，加入木耳，淋上白酒，倒入高汤。
④ 加入素虾丸和盐煮开，再加黄瓜片煮开。熄火，盛入碗中，淋香油即可。

养生功效 此菜肴有清热利湿、健脾益胃之效。适宜夏季食欲不振者食用。黄瓜含有黄瓜酶和多种维生素，能促进新陈代谢，延缓细胞老化，常吃可调节人体免疫力，而且还具有减肥、降血压和预防肿瘤等食疗效果。

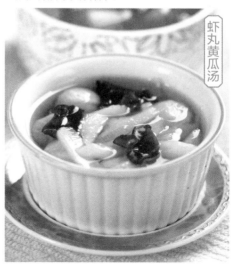

虾丸黄瓜汤

番茄 ——维生素仓库

味甘、酸，性微寒，《本草纲目》记载番茄"清热解毒，凉血平肝"。

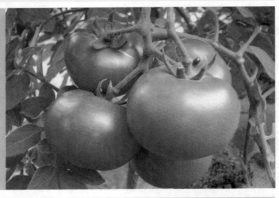

采收时间 6月 7月 8月 9月

番茄，又名西红柿、洋柿子，在国外有"金苹果""爱情果"的美称。番茄几乎含有所有种类的维生素，被称作"维生素仓库"，尤其是维生素 P 的含量居蔬菜前列。番茄可蔬可果，可以生食、煮食，可加工制成番茄酱、汁或整果罐藏，深受人们喜爱。

成熟期

露天栽培的番茄自然成熟的时间是在 6 月~9 月。

主要产地

全国各地均有栽培。

适合人群

一般人群均可食用。贫血、头晕、心悸、高血压、急慢性肝炎、急慢性肾炎等患者宜多食；夜盲症和近视患者宜多食；发热、食欲不振、习惯性牙龈出血者宜多食。

选购储存

1. 选购番茄时要注意，催熟的番茄通常大小不一，通体全红，手感很硬，外观呈多面体，掰开一看子呈绿色或未长子，瓤内无汁；时令番茄的蒂周围有些绿色，捏起来很软，外观圆滑，籽粒呈土黄色，肉质色红，沙瓤，多汁。

2. 储存番茄时，要把它们放置在干燥、阴凉、通风处，并避免挤压碰撞。

食用禁忌

青色未熟的番茄含有毒素，不宜吃。

不宜空腹吃番茄，易引起腹胀、腹痛。

烹饪番茄时，不要高温久煮，以免营养素流失。

养生功效

养胃、助消化	番茄所含有的苹果酸、柠檬酸等有机酸，能促使胃液分泌，促进胃液对脂肪及蛋白质的消化，能增加胃酸浓度，调整胃肠功能，有利于胃肠疾病的康复。
利尿	番茄含有一种特殊的成分——番茄红素，具有利尿的功效，因此常吃番茄，对肾脏疾病患者有益。
保护心脑血管	番茄含有对心血管具有保护作用的维生素和矿物质，能减少心脏病的发病率。
预防前列腺癌	番茄所含的番茄红素被人体吸收后聚集于前列腺、肾上腺等处，促使前列腺液分泌旺盛，经常食用有助于预防男性前列腺癌。
抗衰老	番茄所含的番茄红素是很强的抗氧化剂，可以增强肌肤的抗氧化功能，延缓皮肤老化；经常食用番茄还可以预防便秘，加强肠胃蠕动，帮助人体及时排出废物，从而达到抗衰老、祛毒素的作用。
保护视力	番茄所含有的维生素A、维生素C，可预防白内障，对夜盲症也有一定预防效果；其含有的番茄红素能抑制脂质过氧化，能防止自由基的破坏，抑制视网膜黄斑变性，保护视力。

时令美食DIY

糖拌番茄

原料 番茄4个，白糖100克。

做法 ① 先将番茄洗净，用开水烫一下，去蒂和皮。

② 番茄先一切两半，再切成月牙块，装入盘中，撒上白糖，拌匀即成。

养生功效 此菜制作简单，营养丰富，经常食用能开胃健脾、益智养颜。在炎热的夏季吃一盘酸甜冰爽的糖拌番茄，不失为一种享受。

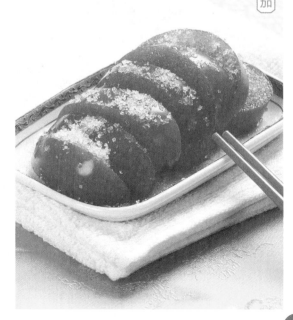

糖拌番茄

玉米 ——粗粮中的保健佳品

味甘、淡，性平，《本草纲目》记载玉米"健脾开胃，益肺宁心"。

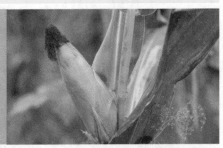

采收时间 6月 7月 8月 9月 10月

玉米，又叫苞米、苞谷、玉蜀黍、棒子等，有些地区以它作主食。用玉米磨成的玉米面，又称棒子面，是北方做窝窝头的主要原料。现代科学研究表明，玉米虽然是粗粮，却是粗粮中的保健佳品，多食玉米对健康颇有益处。

成熟期

玉米按播种季节的不同，可分为春玉米和秋玉米，春玉米4月~5月播种，8月收获，嫩玉米6月~7月收获。秋玉米7月播种，10月收获。目前，市场上销售的鲜食玉米有糯玉米、甜玉米、黑玉米、彩色玉米等品种，6月~10月收获的基本上为露天栽培，其余时间上市的则为大棚栽培的反季节玉米。

主要产地

吉林、河南、山东、浙江、福建、云南、广东、广西、贵州、四川、陕西、甘肃、河北、安徽、新疆等地。

适合人群

一般人群均可食用。脾胃气虚、气血不足、营养不良、动脉硬化、高血压、高脂血症、冠心病、肥胖症、脂肪肝、癌症、习惯性便秘、慢性肾炎水肿、维生素A缺乏症等病症者均宜常食。

选购储存

1. 选购新鲜的玉米棒食用时，要选个头大、玉米粒饱满、剥开一点皮后顶部粒多且籽粒饱满的，用指甲捏玉米粒，出汁的为嫩的，不出汁则为老的。

2. 选购玉米面时，可抓一把玉米面放入手中，反复揉搓几下后抖落，若手心粘满浅黄或深黄的粉末状物质，则这样的玉米面可能是兑了颜料。也可抓一把玉米面放入盛水的容器中，如果水变混浊，并呈浅黄或深黄色，就说明玉米面被掺了颜料。

3. 玉米易受潮发霉，储存时要置于阴凉干燥处。若要保存玉米棒，则可先去掉外皮及毛须，清洗干净，擦干后用保鲜膜包起来放入冰箱中冷藏。鲜玉米煮熟后应立即食用，不要久贮，因为鲜玉米极易被黄曲霉菌污染而产生致癌物质。

食用禁忌

霉坏变质的玉米有致癌作用，应忌食。患有干燥综合征、糖尿病、更年期综合征且属阴虚火旺者不宜食用爆米花，否则易助火伤阴。

养生功效

保护大脑	玉米的谷氨酸含量较高，谷氨酸可参与脑内蛋白质与糖代谢，促进氧化过程，能改善中枢神经系统的功能。
防衰老	玉米含有胡萝卜素、维生素E及谷氨酸等抗衰老成分。玉米胚尖所含的营养物质有增强人体新陈代谢、调整神经系统的功能，可使皮肤细嫩光滑，能延缓皱纹的产生。
保护眼睛	玉米中的叶黄素和玉米黄质，能够保护眼睛的感光区域，预防老年性黄斑变性和白内障的发生。经常用眼的人应该多吃一些黄色玉米。
降血糖	玉米含有可增强胰岛素作用的物质，所以，用玉米作为主食，可辅助调节血糖。
防癌抗癌	玉米含有多种抗癌因子，如谷胱甘肽、叶黄素、玉米黄质、微量元素硒和镁等。这些物质一方面能抑制癌细胞的生长，另一方面能使体内的废物尽快排出体外，从而起到一定的防癌抗癌的作用。
清热通淋	玉米须有清热通淋的功效，对泌尿系统感染、水肿有食疗作用；还可以清热、利胆、排石，适用于肝胆湿热型胆囊结石，对肾盂肾炎、膀胱炎、尿道炎有辅助食疗的效果，还可改善肾功能和减少尿蛋白。

时令美食DIY

鸡丁玉米羹

（原料）鸡胸肉100克，鲜玉米粒50克，鸡蛋1个，盐适量。

（做法）① 将玉米粒洗净；鸡蛋打成蛋液；鸡胸肉洗净，切成与玉米粒大小相同的丁。
② 把玉米粒、鸡丁放入锅内，加清水大火煮开，撇去浮沫，加盖转中火再煮30分钟。
③ 将蛋液沿着锅边倒入，一边倒入一边搅动，开大火将蛋液煮熟，放盐调味即可。

（养生功效）此羹可以养心润燥，调节人体免疫力，与夏季饮食原则相符，宜多食。

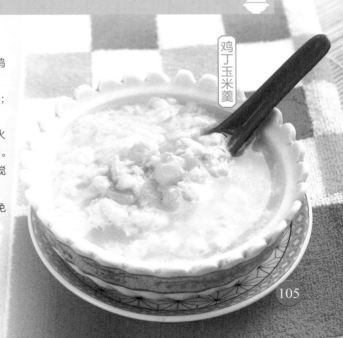

鸡丁玉米羹

西瓜 —— "天然白虎汤"

味甘，性寒，《本草纲目》记载西瓜"清热解暑，除烦止渴"。

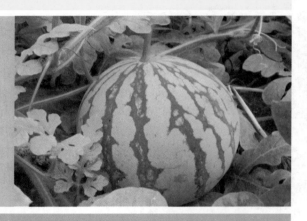

采收时间 5月 6月 7月

西瓜，又名寒瓜、夏瓜、水瓜，堪称"瓜果之王"，是夏季最主要的瓜果之一。西瓜甘甜多汁，清爽解渴，是盛夏的佳果，既能去暑热烦渴，又有很好的利尿作用，因此有"天然白虎汤"之称。

成熟期

西瓜为夏季瓜果，早熟品种有的在5月上市，6月~7月是其大量成熟上市期。

主要产地

除少数寒冷地区，我国南北地区均有栽培。

适合人群

一般人群均可食用。西瓜可清热利尿，特别适宜高热人群食用。急慢性肾炎、高血压、胆囊炎等患者宜常食。

选购储存

1. 选购西瓜时，以表皮光滑、茸毛已经消失，并且花纹清晰、纹路明显者为佳。

2. 同样大小的西瓜，往往重量越轻，成熟度越好。

3. 用手托起西瓜，弹拍一下，发出的声音比较沉闷的是成熟的西瓜，声脆的为不成熟的西瓜。

4. 西瓜买回来后，要放置在阴凉、干燥处，如果切开后一时吃不完，可以用保鲜膜封住切口，放入冰箱内。切开的西瓜最好不要久放，因为这样的西瓜容易繁殖病菌，食用被病菌污染的变质西瓜容易引发肠道疾病。

食用禁忌

西瓜性寒，不宜一次吃得太多，否则易导致食欲不佳、消化不良及胃肠抵抗力下降，引起腹胀、腹泻。

不宜在饭前及饭后立即吃西瓜。

应少吃冰镇西瓜。

感冒初期不要吃西瓜；肾功能不全者、糖尿病患者、口腔溃疡患者以及产妇应少吃西瓜。

养生功效

解暑热	西瓜含有大量的水分，能有效补充人体的水分，防止中暑。多食西瓜可利尿，并通过排尿排出体内多余的热量，清热解暑。
利尿排毒	西瓜自古被称为"天然白虎汤"，其果肉含有瓜氨酸及精氨酸等成分，能增加尿素的形成，有利尿作用。
消肿美腿	西瓜的利尿作用还能使多余盐分排出体外，减轻浮肿，特别是腿部浮肿，对因长时间坐在电脑前而双腿麻木、肿胀的女性来说，西瓜是一种天然的美腿水果。
润肤、美白	西瓜汁含人体必需的多种氨基酸，以及碳水化合物、维生素、矿物质等营养成分，易被皮肤吸收，故常食西瓜可滋润面部皮肤、增白。

时令美食 DIY

虾仁西瓜汤

原料 西瓜皮1块，虾仁300克，香菜15克，白胡椒粉2克，水淀粉20克，盐、鸡精、料酒、香油各适量。

做法 ① 虾仁剔去背部及腹部的黑线，洗净，挤去多余水分；香菜洗净，切成小段；将虾仁放入碗中，放少许盐、料酒，腌制10分钟。
② 西瓜皮削去翠绿的外皮，留白绿色带红的部分，切成菱形片，再横切成薄片；锅中倒入适量水，烧开后放入西瓜皮片，煮2分钟左右至熟。
③ 放入腌好的虾仁，略煮变色，再煮1分钟左右，放入鸡精、白胡椒粉、盐调味。
④ 将水淀粉淋入锅中，轻轻搅匀，撇去浮沫，放入香油、香菜段，搅匀即可。

养生功效 此汤甜润可口，鲜美的淡粉色虾仁，有红有绿的西瓜皮，做法简单，但营养丰富，还能起到消暑保健的作用。

西瓜露

原料 西瓜100克，冰糖适量。
做法 ① 西瓜去皮，去子，切块。
② 锅内盛水，烧开，加入西瓜块、冰糖，稍煨片刻即可。

养生功效 此饮清热解毒、养阴生津，但身体虚弱、脾胃虚寒者不宜多饮。

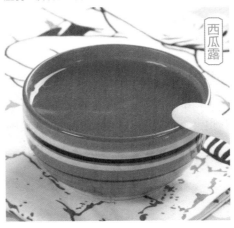
西瓜露

杨梅——六月杨梅已满林

味甘、酸，性温，《本草纲目》记载杨梅"可止渴，和五脏，能涤肠胃，除烦愦恶气"。

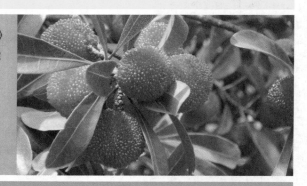

采收时间 6月 7月

杨梅，又名珠红、树梅、圣生梅、杨果等，是我国南方著名的特产水果，是一种集食用与药用为一体的水果。杨梅汁多，柔软可口，风味好，堪称果中珍品。杨梅除鲜食外，还可加工成酱、汁、酒、干（蜜饯）等。

成熟期

杨梅树是常绿乔木，高可达15米，5年以上树龄的果实可食用，树龄10年左右的果子比较可口，每年4月开花，6月~7月果实成熟。

主要产地

华东地区和湖南、广东、广西、贵州等地。

适合人群

一般人群均可食用。特别适宜胃痛、烦渴、急性胃肠炎、痢疾患者、口腔咽喉炎患者、肥胖者、日常放疗或化疗后的癌症患者、习惯性便秘患者食用。

选购储存

1. 选购杨梅时要选个头大，颜色呈深红色、成熟适中、外表没有凹陷、拿起来手感干爽的，这样的杨梅口感最好。

2. 颜色呈鲜红色的杨梅没熟透，味道酸。颜色太深、拿起来湿湿的像被水泡过的杨梅是过熟的，不好吃。

3. 新鲜的杨梅闻起来有股香味，而存放时间过久的杨梅有一股淡淡的酒味，这说明杨梅已发酵，不要购买。

4. 杨梅在常温下可以保存1周左右，但前提是不能清洗。可放入冰箱内储存，但不宜存放太长时间，最好在一两天内吃掉。如果将杨梅用酒浸泡成杨梅酒，可以存放一段时间。夏天喝杨梅酒有消暑解腻、舒气爽神的功效。

食用禁忌 ❗

阴虚、血热、火旺、牙齿疾病患者和糖尿病患者忌食。杨梅对胃黏膜有一定的刺激作用，故溃疡病患者要慎食。

杨梅性温热，食用不宜过量，否则会令人身体发热。

食用杨梅后应及时漱口或刷牙，以免损坏牙齿。

养生功效 👍

帮助肝肾解毒	杨梅富含可促进新陈代谢的多种维生素、矿物质，具有强肝解毒、增强体力的食疗功效。现代人食物中含有一定量的防腐剂、抗生素，再加上环境、水和空气污染等，使肝脏及肾脏中有不少毒素，常食杨梅可有效帮助肝、肾解毒。
促进消化、缓解便秘	杨梅富含多种有机酸及维生素C，味酸爽口，食之能增进食欲，促进消化；其含有的膳食纤维能刺激肠道蠕动，可以缓解便秘。
消暑、补充钾元素	杨梅富含维生素C、柠檬酸及果糖等物质，有生津止渴、开胃消暑的食疗功效。杨梅含有丰富的钾，特别适合在夏天食用。夏天人体出汗较多，钾离子流失严重，而食用杨梅可以起到补充钾元素的作用。
降脂减肥、防癌	杨梅含有多种有机酸和丰富的维生素C，不仅可直接参与体内糖的代谢和氧化还原过程，增强毛细血管的通透性，还能阻止糖转化成脂肪，有利于减肥、降血脂，具有阻止癌细胞在体内生成的食疗功效。
杀菌止痢	杨梅对大肠杆菌、痢疾杆菌等细菌有抑制作用，能减轻因痢疾造成的腹痛，对下痢不止者有良好的食疗效果。

时令美食 DIY ♨

杨梅甜酒

原料 新鲜杨梅500克，白糖50克。

做法 ① 将杨梅洗净后加入白糖捣烂，放入瓷罐中，密封后，自然发酵1周后成酒。

② 用纱布滤汁（若甜度不够可加适量白糖），再置锅中煮沸，停火冷却后，装瓶密封保存。酒越陈越好，随量饮用。

养生功效 夏日闲适的午后，不妨来一杯杨梅甜酒，加点冰块。此酒具有清热解暑、去痧、止泄的食疗功效，可用于预防中暑及暑热泄泻的辅助食疗。

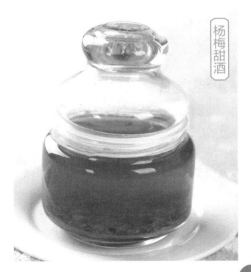

杨梅甜酒

桃——味道甜美的"天下第一果"

味辛、甘、酸，性热，《本草纲目》记载桃子"补中益气，养阴生津，润肠通便"。

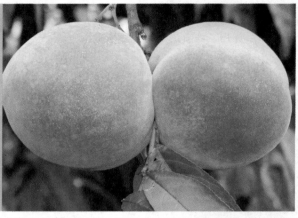

采收时间　6月　7月　8月　9月

桃味道鲜美，营养丰富，是人们喜欢的鲜果之一，被誉为"天下第一果"。人们总把桃作为福寿祥瑞的象征，认为桃是仙家的果实，吃了可以长寿，故在民间有"寿桃"和"仙桃"的美称。桃除鲜食外，还可加工成桃脯、桃酱、桃汁、桃干和桃罐头。

成熟期

桃的品种较多，分为普通水蜜桃、油桃、蟠桃、加工桃及观赏桃。一般3月~4月开花，6月~9月成熟。

主要产地

原产于我国西北地区，现主要栽培地区为华北、华东各省。

适合人群

一般人群均可食用。尤其适合年老体虚、肠燥便秘、身体瘦弱、阳虚肾亏者食用。

选购储存

1.选购鲜桃时，以皮色鲜艳、肉质肥厚、无碰伤、气味芬芳者为佳。不要挑选顶部已呈现红色，但果蒂处还是绿色的桃子。

2.如果在成熟期之前上市，颜色又很好看，这种桃可能使用过催熟剂，即便没用催熟剂，味道也不好，且没有营养。外表洁净细滑，没有茸毛，而且皮比较薄软，这种桃保鲜期短，容易腐烂，而且长期食用容易引发胃炎、气管炎等疾病。

3. 桃不易储藏，最好在 3 天内吃完。如果要放进冰箱内冷藏，时间也不要超过 2 周，而且应用纸张逐个包好，以便能保存较长时间。

桃性热，不论是硬肉桃还是软肉桃，都不宜过量食用，否则会使人内热旺盛，出现上火症状。

没有成熟的桃不能吃，否则会引发肚胀、长痈疖等症。

食用禁忌 !

桃性热，内热偏盛、易生疮疖者不宜多吃。

养生功效

活血养血	桃含铁量较高，可以为人体提供血红蛋白所需的铁；桃有活血的食疗功效，可通月经、消积。
养阴生津	桃有补益气血、养阴生津的作用，适宜大病初愈及气血亏虚、面黄肌瘦、心悸气短者食用。
预防便秘	桃富含果胶，这类物质到大肠中能吸收大量的水分，经常食用可预防便秘。但是，对于因上火而导致的便秘，大量食用桃子反而会助火生热，加重症状。
利尿消肿	桃含钾多，含钠少，有利尿消肿的食疗功效，水肿患者适宜多吃。
清热润肺	桃可生津止渴、清热润肺，阴虚盗汗、肺热咳嗽的肺病患者宜多食。

时令美食DIY

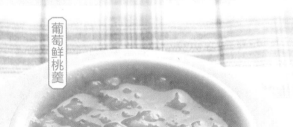
葡萄鲜桃羹

葡萄鲜桃羹

原料 鲜桃、葡萄各 200 克，葡萄干 50 克，蜂蜜适量。

做法 ① 将鲜桃洗干净，用开水烫后去皮，再去核；葡萄洗净，榨汁。

② 将鲜桃捣成泥状，加葡萄干，与适量清水同煮，煮至稠状后放凉，调入蜂蜜、鲜榨葡萄汁即可食用。

养生功效 炎热的夏季，人们的食欲较差，这时可以多吃一些水果以补充人体所需的营养。这款鲜果羹对降压止咳、补气生津、养血养阴有一定食疗效果，经常食用还可预防便秘。

黄鱼 ——楝子开花石首来

味甘、咸，性平，《本草纲目》记载黄鱼"健脾，益气，开胃"。

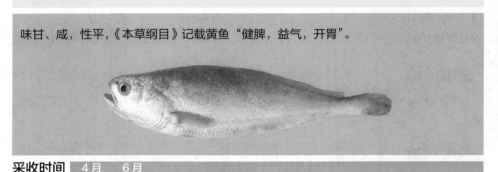

采收时间 4月 6月

黄鱼，又名黄花鱼，有大黄鱼和小黄鱼两种。黄鱼头骨中的耳石，称为鱼脑石，故又名"石首鱼"。黄鱼是人们日常食用最多的鱼类之一，其肉质鲜嫩，营养丰富，并易于保存，是优质食用鱼种，除供鲜食外还可加工制成独具风味和特色的食品。

成熟期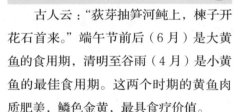

古人云："荻芽抽笋河鲀上，楝子开花石首来。"端午节前后（6月）是大黄鱼的食用期，清明至谷雨（4月）是小黄鱼的最佳食用期。这两个时期的黄鱼肉质肥美，鳞色金黄，最具食疗价值。

主要产地

大黄鱼主要产于我国黄海南部、东海和南海，小黄鱼主要产于我国黄海、渤海、东海及朝鲜西海岸。

适合人群

一般人群均可食用。贫血、头晕及体虚者宜多食。

选购储存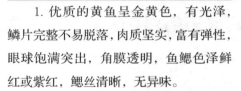

1. 优质的黄鱼呈金黄色，有光泽，鳞片完整不易脱落，肉质坚实，富有弹性，眼球饱满突出，角膜透明，鱼鳃色泽鲜红或紫红，鳃丝清晰，无异味。

2. 不新鲜的黄鱼眼角膜起皱，鳃盖容易揭开，鳃色变暗呈淡红色，黏液有异味，肌肉稍松软，手指压后凹陷不能立即恢复。体表黏液多不透明，鳞片光泽较差且易脱落。

3. 辨别黄鱼是否为野生时，首先要看其尾巴，养殖黄鱼尾巴圆，野生黄鱼尾巴比较长；其次看眼睛，将鱼蒸熟以后，养殖黄鱼的眼睛会凹陷，而野生黄鱼的眼睛则会凸出来。野生黄鱼的肉质细腻，口感更好。

养生功效

延缓衰老	黄鱼含有丰富的微量元素硒，能清除人体代谢产生的自由基，有延缓衰老的食疗作用。
补虚	黄鱼有健脾开胃、安神止痢、益气填精的食疗功效，对贫血、失眠、头晕、食欲不振、消化不良及妇女产后体虚有一定的食疗效果。
止血	黄鱼有特殊的止血功能，可辅助食疗吐血、崩漏、外伤出血等症。
益肾填精	黄鱼鱼鳔的主要成分为胶原蛋白和黏多糖，可用来改善腰膝酸软、遗精、滑精、健忘等症状，尤其对阳痿、遗精患者有较好的食疗效果。
防癌抗癌	用香油将黄鱼的鱼鳔炸酥后压碎吞服，对缓解胃癌、鼻咽癌以及食管癌有一定的辅助食疗效果。

时令美食 DIY

黄鱼羹

原料 黄鱼肉200克，嫩笋50克，鸡蛋1个，葱末、姜末各5克，葱段2段，香油、清汤、水淀粉、盐各适量。

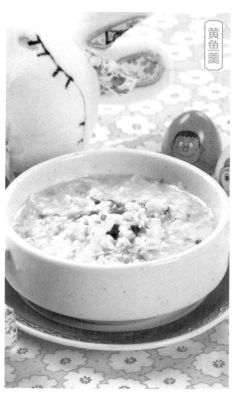

黄鱼羹

做法 ① 将黄鱼肉洗净、切碎，嫩笋洗净、切丁，鸡蛋打散。

② 锅中油烧热，爆香葱段和姜末，放入黄鱼肉、清汤、嫩笋丁和盐，烧沸后撇去浮沫，并用水淀粉勾芡，然后淋入蛋液，最后加入葱末和香油即可。

养生功效 夏季食欲较差，营养补充不足，不妨多喝一些羹汤来补充营养。此羹可补元气、调理气血、安神止痢、益气填精。

豉油蒸黄鱼

原料 黄鱼1条（400克），葱、姜、盐、料酒各适量，蒸鱼豉油2大勺。

做法 ① 黄鱼刮鳞后去除内脏，清洗干净，鱼背上划十字刀，放适量盐腌10分钟，备用；葱切段，姜切丝，备用。

② 盘子里先放几根葱白，再把黄鱼放上去摆好盘，再倒点料酒，将姜丝和葱段放在鱼身上。

③ 锅里加适量水烧开后，把鱼放进锅里大火蒸10分钟，取出；将蒸鱼豉油烧开浇在鱼身上即可。

养生功效 本菜肴有健脾开胃、益气填精的食疗作用，非常适宜头晕、失眠、贫血以及久病胃虚者夏季食用。

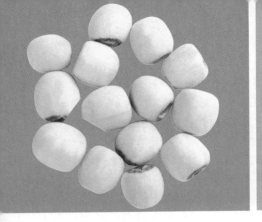

苦瓜 ——暑日到，苦味长

味苦，性寒，《本草纲目》记载苦瓜"清热解暑，明目解毒"。

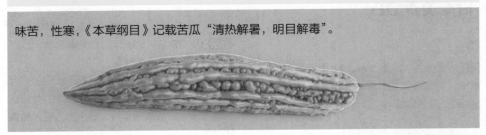

采收时间 7月 8月 9月

苦瓜，又称凉瓜、癞瓜、锦荔枝、癞葡萄，因味苦得名，是药食两用的佳品。苦瓜以嫩果作蔬菜供食，成熟果瓤可生食。苦瓜苦中带甘，嫩而清香，食后令人回味无穷，胃口顿开。因为苦瓜与其他食物一起烹制时，从不会把苦味传给其他食物，所以人们盛誉它为"君子菜"。

成熟期

苦瓜一般5月~6月播种，7月~9月采收。

主要产地

全国各地均有栽培。

适合人群

一般人群均可食用。

选购储存

1.选购苦瓜时应选择果形顺直、果皮洁白、果面无伤痕及无瓜实蝇叮咬、果实未呈红熟、结实不柔软者。如果瓜体内侧呈现红色，则表示瓜体过熟。

2.苦瓜不耐保存，即使在冰箱中存放也不宜超过2天。

食用禁忌

苦瓜性寒，脾胃虚寒者不宜食用。

养生功效

控制血糖	苦瓜含有类似胰岛素作用的物质，有"植物胰岛素"之称，可帮助糖尿病患者控制血糖。
防癌	苦瓜所含的苦味素和蛋白脂类物质对癌细胞有抑制作用，而且这两种物质还能调节人体的免疫功能，能促进免疫细胞消灭癌细胞。因此，经常食用苦瓜可帮助预防癌症。
促进消化	苦瓜所含的苦瓜苷和苦味素，能刺激胃液大量分泌，可助消化和增进食欲。
清心明目、消暑	苦瓜含有生物碱类物质奎宁，有利尿活血、消炎退热、清心明目的食疗功效。夏日里的苦瓜是清热解毒、消暑怡神的最佳蔬菜。
增强抵抗力	苦瓜有预防骨质疏松、调节内分泌、抗氧化等作用，可进一步增强人体抵抗力。

时令美食 DIY

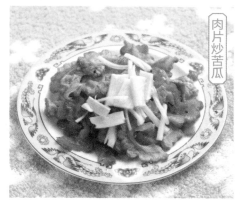
肉片炒苦瓜

五味苦瓜

原料 新鲜苦瓜 250 克，盐、香油、蒜、红椒丝、醋各适量。

做法 ① 把苦瓜洗净，去瓤，切成薄片后焯熟；蒜切末备用。

② 将苦瓜片放入碗里，加香油、红椒丝、醋、盐、蒜末拌匀，盛出后可点缀少许蒜末。

养生功效 苦瓜具有清热消暑、养血益气、补肾健脾、滋肝明目的食疗功效。凉拌能够开胃消食、清暑美容。

肉片炒苦瓜

原料 苦瓜 250 克，猪瘦肉 50 克，葱 10 克，盐 2 克，酱油、鸡精各适量。

做法 ① 将猪瘦肉洗净、切成片；葱洗净、切丝；苦瓜洗净、去瓤后切成片，下开水锅略烫，捞出后用冷水洗几遍。

② 锅中放油，烧至七成热，放入葱丝爆出香味，再放肉片炒至肉片变白。

③ 加入苦瓜片翻炒数下，再加少许水、盐、鸡精及酱油，改小火焖 2 分钟，盛出后可点缀少许葱丝。

养生功效 此菜可滋阴清热、益养脾胃、促进食欲。慢性肠胃炎、消化性溃疡、暑热症等患者宜常食，能起到很好的食疗效果。

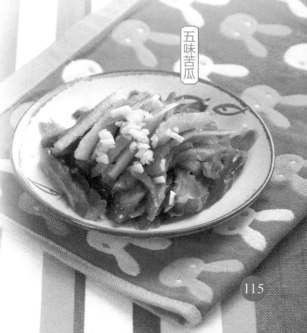
五味苦瓜

扁豆 ——健脾和中，消暑化湿

味甘，性平，《本草纲目》记载扁豆"健脾和中，消暑化湿"。

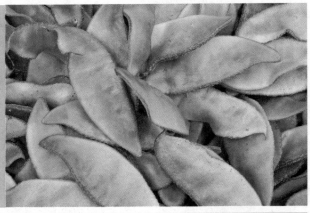

采收时间 7月 8月 10月 11月

扁豆，又名白扁豆，俗称羊眼豆，是豆科扁豆属的一种，多年生或一年生缠绕藤本植物。扁豆味道鲜嫩可口，被人们誉为"蔬菜中的肉类"。

成熟期

7月~8月采收未成熟豆荚食用，10月~11月采收成熟豆粒。

主要产地

湖南、安徽、河南等地。

适合人群

一般人群均可食用。脾虚便溏、饮食减少、慢性久泄，以及妇女脾虚带下、小儿疳积（单纯性消化不良）者宜多食；夏季感冒挟湿、急性胃肠炎、消化不良、暑热头痛头昏、恶心、烦躁、口渴欲饮、心腹疼痛、饮食不振者宜多食；癌症患者宜多食。

选购储存

1. 作蔬菜食用的嫩扁豆荚，可分为白扁豆、青扁豆、紫扁豆。一般以白扁豆为佳，其豆荚肥厚肉嫩，清香味美。

2. 选购扁豆嫩荚炒食时，应以豆粒基本长大、豆荚未老者为佳。

3. 扁豆应在0~5℃的低温中储存。储藏时间不能过久，否则，亚硝酸盐含量会大大增加，易导致中毒。

食用禁忌

食用扁豆时，应先去掉含毒素比较多的两端及荚丝；扁豆要熟透后才可食用。

患寒热病、疟疾者不可食用扁豆。

养生功效 👍

保护肠胃	扁豆有和中下气、止呕止泻的食疗功效，吃扁豆可以缓解急性肠胃炎、呕吐、腹泻等症。
改善白带过多	扁豆能健脾化湿，可止湿浊下注，女性患赤白带下，可在医生指导下将扁豆炒熟研成末，每次取 6~12 克，用温水或米酒送服，以缓解症状。
补钾	白扁豆热量偏低，且含有丰富的钾元素，是上好的高钾食物。钾可以调节细胞内适宜的渗透压和体液的酸碱平衡，参与细胞内糖和蛋白质的代谢，可预防脑卒中，并协助肌肉正常收缩。

时令美食 DIY 🍲

扁豆山药粥

原料 粳米、鲜山药各 30 克，白扁豆粒 15 克，白糖适量。

做法 ① 将鲜山药洗净，去皮，切片，备用；将粳米、白扁豆粒加适量清水煮至半熟。

② 加入山药片，煮成粥，加适量白糖即可。

养生功效 扁豆归脾、胃经，可健脾、化湿、消暑，对于脾胃虚弱、消化不佳有一定的食疗功效。对夏秋之际暑热没有散尽造成的脾胃虚弱、食欲不振、身热烦渴，扁豆也有一定的食疗功效。因此，夏秋之际经常食扁豆粥，既可丰富主食的内容，又可养脾胃和消暑。

扁豆焖面

原料 扁豆 200 克，面条 250 克，猪肉 50 克，葱花、姜丝、蒜末、盐各适量。

做法 ① 扁豆择洗干净，切成丝；猪肉洗净，切丝，备用。

② 油锅烧至八成热，放入葱花、姜丝爆香，再放入肉丝，炒至发白，接着放入扁豆丝，翻炒至扁豆变色，加水适量。

③ 将扁豆炖煮片刻，把面条抖散，均匀地码在扁豆上，盖上锅盖，小火焖 10 分钟，待扁豆、面条熟后，用筷子将扁豆和面条搅拌均匀，加入蒜末、盐调味即可。

养生功效 天气刚刚入秋，暑气还没有散尽，多吃扁豆有利于暑湿邪气的祛除，同时扁豆还有健脾止泻的食疗作用。

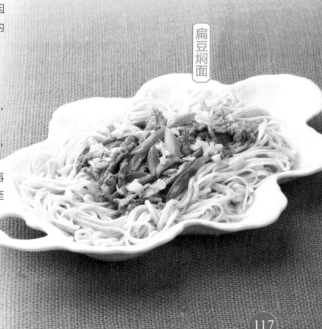

扁豆焖面

莲子 ——健脾、固精、安神的"脾之果"

味甘、涩，性平，《本草纲目》记载莲子"健脾止泻，固精安神"。

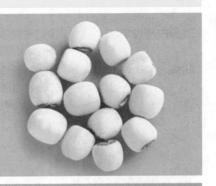

采收时间 7月 8月 9月

莲子，又称莲实、莲肉、水芝丹等。莲子是常见的滋补品，有很好的滋补作用。一般家庭常用其制作冰糖莲子汤、银耳莲子羹及八宝粥。古人认为经常食用莲子，百病可祛，因为它"享清芳之气，得稼穑之味，乃脾之果也"。

成熟期

莲子大多在7月~9月成熟，即从大暑开始到立秋陆续成熟。在大暑前后采收的称为伏莲，也称夏莲，其养分足、颗粒饱满、肉厚质佳；立秋后采收的称秋莲，颗粒细长，膨胀性略差，入口更硬。

主要产地

湖南、浙江、福建等。

适合人群

一般人群均可食用。体质虚弱、脾气虚、心慌、失眠多梦、慢性腹泻、遗精、癌症等人群尤其适宜食用。

选购储存

1.选购莲子时，以粒大饱满、质硬整齐、色黄白有粉性、两瓣中央空隙大、内有绿色胚芽者为佳。

2.莲子最怕受潮、受热，受潮易遭虫蛀，受热则会使莲子心的苦味渗入莲肉。因此，莲子应存于干爽、通风处。莲子一旦受潮生虫，应立即日晒或火焙，然后摊晾两天，待热气散尽凉透后再储存。

食用禁忌

一般人群均可食用，大便干结或腹部胀满的人忌食。

养生功效

防癌抗癌	莲子所含有的氧化黄心树宁碱对鼻咽癌有抑制作用，莲子还善于补五脏不足，通利十二经脉气血，因此，莲子具有防癌抗癌的保健功效。
预防高血压	莲子所含有的非结晶形生物碱 Nn-9 有降血压的功效。其降压作用已被临床和动物实验所证实，主要是通过释放组胺，使周围血管扩张，来降低血压。
涩精止遗	莲子所含有的莲子碱有平抑性欲、涩精止遗的作用，对年轻人梦多、遗精频繁或滑精等症，有良好的食疗作用。
强心安神	莲子含有丰富的钙、磷、钾，它们是构成骨骼和牙齿的主要成分，同时还有镇静神经、强心安神的食疗作用。
清心去火	莲子中间的莲子心所含的生物碱具有显著的强心作用。带心的莲子有清心去火的作用。用莲子心泡水饮或研末吞服，可以缓解心火亢盛所致的失眠烦躁、吐血、遗精等症。故吃莲子时，宜和莲子心一起食用。

时令美食 DIY

银耳莲子汤

原料 莲子 200 克，银耳、白糖、桂花蜜各适量。

做法 ① 莲子剥去皮，去除莲子心，洗净，将莲子放入开水中烫一下，放入碗中，加清水上笼蒸熟。

② 将银耳用温水浸泡，涨发后洗净切成瓣；将锅放火上，倒入适量清水，加白糖、桂花蜜，煮沸投入银耳稍烫，捞出，放在碗内，再倒入莲子，浇上锅内的桂花蜜即成。

养生功效 莲子有"脾之果"之称，有不错的健脾食疗效果；银耳有滋阴润肺的作用，两者同食可养心安神，非常适合年老体弱、失眠多梦、咳喘无力、心神不安等患者食用。

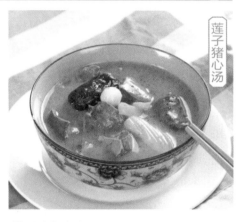
莲子猪心汤

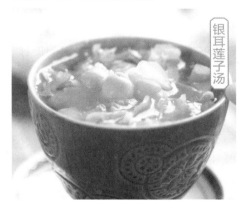
银耳莲子汤

莲子猪心汤

原料 莲子肉 30 克，猪心 1 颗，红枣、姜丝、葱段、盐、酱油、鸡精各适量。

做法 ① 猪心洗净，切片；莲子肉用清水浸泡半小时，备用。

② 将莲子肉和猪心、红枣、姜丝、葱段一同放入砂锅中，用中火炖 1 小时，加入盐、酱油、鸡精等调味即成。每晚适量服用。

养生功效 莲子猪心汤以莲子为制作主料，是健脾养心之佳品。汤中猪心有补血养心安神的作用，亦常为补心药的引药。此汤适于心神不宁、惊悸怔忡、健忘、记忆力减退等患者食用。

莲藕——堪与梨媲美

味甘，性凉，熟品性温，《本草纲目》记载藕"清热生津，凉血止血"。

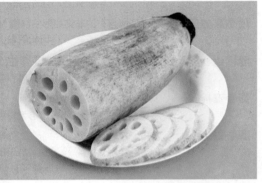

采收时间　7月　8月　9月　10月

莲藕，又名莲根、藕、荷梗、灵根等。莲藕肉质肥嫩，白净滚圆，口感甜脆，生食堪与梨媲美。立秋过后，鲜藕成为人们餐桌上的必备菜之一。莲藕可生食也可做菜，而且药用价值相当高，莲藕、莲子、莲子心、莲蓬、荷叶等都可入药。

成熟期

莲藕是一年生水生植物，根据品种的不同，一般在7月~10月成熟。

主要产地

江苏、安徽、湖北、湖南、广西、山东、河南、河北等地。

适合人群

一般人群均可食用。脾胃气虚、食欲不振、缺铁性贫血以及营养不良者宜多食；吐血、鼻出血、尿血、高血压、糖尿病、肝病、便秘及血友病患者宜榨汁服用。

选购储存

1. 选购莲藕时，要挑选外皮呈黄褐色、形状比较粗壮、有清香味的，莲藕的两头不要断开，这样的莲藕里面比较干净。

2. 需要保存的莲藕不要清洗，可以糊上泥巴，放在冷凉湿润处。清洗后的莲藕要尽快吃，不宜长时间保存。

食用禁忌

莲藕性寒，脾胃虚寒者不宜生食；而熟藕有养胃滋阴、健脾益气的功效，是一种很好的食补佳品。

煮藕时宜用砂锅，忌用铁锅。

养生功效

清热凉血、止血	莲藕有清热凉血以及止血的作用，口鼻容易出血的人，可多吃些生莲藕，可收敛止血。停经期的不正常出血或过度疲劳的人，可食用加少许盐的莲藕汁。
降脂减肥	莲藕含有黏液蛋白和膳食纤维，能减少脂类在人体内的吸收。肥胖者及高脂血症人群常食莲藕有降脂减肥的作用。
静心安神	莲藕有镇静的作用，可抑制神经兴奋，还可强化血管弹性。焦躁的人常吃莲藕，可静心安神。经常失眠的人常食莲藕可促进睡眠。
健脾开胃	莲藕有一种独特的清香，还含有鞣质，具有一定的健脾止泻的作用，能增进人的食欲，促进消化。食欲不振的人应常吃。
调节免疫力	莲藕富含铁、钙等元素，植物蛋白质、维生素以及淀粉的含量也很丰富，煮熟的莲藕可补益脾胃，益血生肌，调节人体免疫力。
排毒通便	莲藕富含膳食纤维，对缓解便秘、加速有害物质排出十分有效。

时令美食 DIY

莲藕炖排骨

原料 排骨 500 克（小排为佳），长节莲藕 2 节，葱白 3 段，姜 5 片，小辣椒 2 个，盐、鸡精、茴香、花椒各适量。

做法 ① 将莲藕切成楔形块状，放入开水锅中，用中火煮。

② 排骨放入开水锅中，大火汆煮 3 分钟后捞出，放进有莲藕的锅中，加入姜片、葱白，大火煮 10 分钟。

③ 用勺略微搅拌后，将小辣椒（截成两段）、适量花椒和茴香入锅，中火炖 20 分钟，加适量鸡精、盐，开盖用小火煮 2 分钟即可。

养生功效 莲藕炖排骨有清热消痰、补血养颜的食疗功效，对贫血、心慌失眠者有益。

莲藕煲鸭汤

原料 鸭肉 400 克，莲藕 300 克，红枣 4 个，醋、姜片、葱段、盐各适量。

做法 ① 鸭肉洗净，剁小块，入水浸泡片刻，再用开水汆烫；莲藕洗净，切块。

② 将除盐外的所有食材一起放入汤煲，一次性把水加足，大火烧开后转小火慢煲 2 小时，最后去掉浮油，加盐调味即可。

养生功效 莲藕可润肺生津、养阴润燥。女性的皮肤特别干燥时，可以通过喝鸭汤滋补。此汤具有健脾止泻、开胃助食、养血补心的食疗功效，适于久病体虚、产后虚弱、食欲不佳者食用，是常用的养生保健汤品。

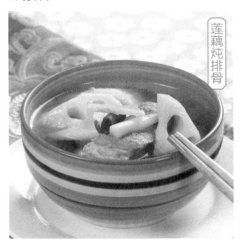

莲藕炖排骨

百合——养阴清热、滋补精血

味甘、微苦，性微寒，《本草纲目》记载百合"养阴清热，滋补精血"。

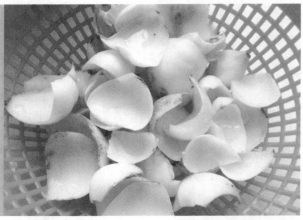

采收时间 7月 8月 9月

　　百合，又称百合蒜、蒜脑薯等，因其鳞茎瓣片紧抱，状如白莲药，故得名。百合为药食兼优的滋补佳品，四季皆可食用，但应在秋季多食用时令的百合鲜品。百合蒸、煮、炒皆宜，配合肉类同食更佳；也可做汤、羹或甜品，清凉滋润。

成熟期

　　百合是多年生草本植物，虽然不同的品种其成熟时间有所差异，但基本上在7月~9月成熟。

主要产地

　　百合在全国各地都有栽培，江苏宜兴、湖南邵阳、甘肃兰州、浙江湖州等地栽培历史悠久，为全国"四大百合产区"。

适合人群

　　一般人群均可食用。体虚肺弱、神经衰弱、睡眠不宁者宜常食；更年期女性宜常食。

选购储存

　　1. 选购百合时，以皮薄瓣匀、肉厚瓣肥、色泽黄白、质坚筋少者为佳。

　　2. 储存时，可以用餐巾纸将鲜百合包裹起来，然后放在塑料袋中，扎紧袋口，放在冰箱冷藏室内（5℃左右）储存。一般可保存半年左右。

食用禁忌

　　百合性寒，脾虚便溏者、风寒咳嗽者、虚寒出血者忌食。

养生功效

润燥清热	百合鲜品富含黏液质，具有润燥清热的作用，中医常用来治疗肺燥或肺热咳嗽等症。因此，体虚肺弱、肺气肿、肺结核、咳血患者宜常食。
美容养颜	百合所含有的黏液质及丰富的维生素对皮肤细胞新陈代谢有益，常食百合有一定的美容养颜作用。
防癌抗癌	百合含有秋水仙碱、秋水仙酰胺等，能抑制癌细胞增生，这些生物碱在临床上多用于治疗某些癌症。
清心宁神	百合可清心宁神，心神不宁、神志恍惚、失眠烦躁等病症，均可用百合调补。
滋补身体	百合含有多种生物碱和营养物质，有良好的营养滋补功效，特别是对病后体弱、神经衰弱等症大有裨益。

时令美食 DIY

莲子百合桂圆汤

原料 鲜莲子 100 克，桂圆肉 30 克，鲜百合 20 克，蜂蜜适量。

做法 ① 鲜莲子、鲜百合、桂圆肉洗净，备用。
② 锅中倒入适量水煮开，将鲜莲子熬煮至烂，再放入桂圆肉和鲜百合，煮约 15 分钟，关火，加入适量的蜂蜜调匀即可食用。

养生功效 莲子清心除烦，百合润肺宁神，桂圆健脾安神，三味食材搭配制作的汤品有很好的解秋燥、滋润肺阴、清心宁神的食疗功效。

玫瑰百合蜂蜜汤

原料 鲜百合 200 克，去心干莲子 20 粒，枸杞子 30 粒，蜂蜜 30 毫升，玫瑰酱 1 勺。

做法 ① 鲜百合掰开洗净后控干；干莲子洗净用温水泡软；枸杞子洗净，用清水浸泡备用。
② 砂锅内加清水，开火，下入莲子，水开后转小火，盖上锅盖，煮 15~20 分钟。
③ 莲子煮软后放入鲜百合和泡好的枸杞子。
④ 盖上锅盖再煮 5 分钟关火，将百合、莲子、枸杞子连同汤汁一起盛出。
⑤ 凉至温热后加入蜂蜜和玫瑰酱，搅拌均匀即可。

养生功效 百合是秋季养阴润肺的佳品，蜂蜜可以润肠通便，搭配玫瑰酱就组成了这道玫瑰百合蜂蜜汤。此汤益气、养阴、润肺，非常适宜中老年人及病后体弱或心烦失眠者饮用。

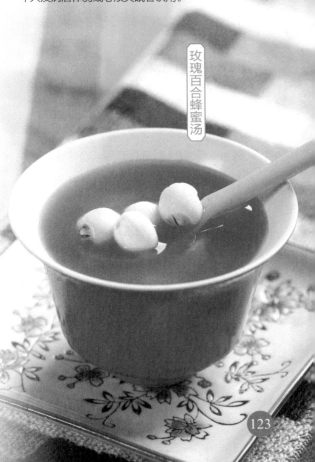

玫瑰百合蜂蜜汤

花生 ——延年益寿的"长生果"

味甘，性温，《本草纲目》记载花生"养血健脾、润肺化痰，止血通乳"。

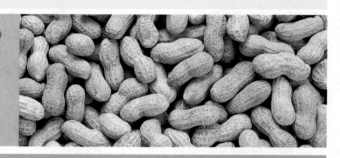

采收时间 7月 8月

花生，又称落花生、地果、唐人豆、南京豆等，因营养价值高，吃了可延年益寿，民间又称其为"长生果"。常食滋养补益，延年益寿，和黄豆一起被称为"植物肉""素中之荤"。另外，花生的茎、叶、果壳、种子、种皮、花生油都可以入药，其药用价值也较高。

成熟期

花生是一年生草本植物。4月~5月播种，从播种到开花只用一个多月时间，而花期却长达两个多月。每年7月~8月是花生果实成熟的时间。

主要产地

辽宁、山东、河北、河南、江苏、福建、广东、广西、贵州、四川等地。

适合人群

一般人群均可食用。幼儿、青少年、病后体虚者，手术后恢复期以及女性孕期、产后可常吃花生。

选购储存

1. 选购花生仁时，应以颗粒饱满、均匀，有光泽，仁皮呈淡红色，仁肉洁白，且所含杂质少者为佳。好的花生具有花生特有的香味，而劣质花生则会有霉味等异味。

2. 花生应保存在低温、阴凉、干燥处，因为花生含有较多的不饱和脂肪酸，在常温下容易被氧化而变质。

食用禁忌

痛风患者，胆囊切除者，消化不良以及胃溃疡、慢性胃炎、慢性肠炎等患者应忌食花生。

花生的热量和脂肪含量较高，想减肥的人应少食，糖尿病患者需要控制热量，也应少食，高脂血症患者要限制热量，也应少食花生。

霉变的花生含有大量致癌物质，应忌食。

养生功效 👍

降低胆固醇	花生油含有大量的亚油酸，这种物质可使人体胆固醇分解为胆汁酸排出体外，避免胆固醇在体内沉积，减少因人体中胆固醇超过正常值而引发多种心脑血管疾病的发生率。
益智、延缓衰老	花生含有一般五谷杂粮几乎没有的胆碱、卵磷脂，可促进人体的新陈代谢、增强记忆力及调节神经系统。花生的锌元素含量普遍高于其他油料作物，而锌能促进儿童大脑发育，有增强大脑记忆力的功能，还可激活中老年人脑细胞，有效延缓人体衰老，具有抗衰老作用。
强壮骨骼	花生富含钙，可促进儿童骨骼发育，亦可预防老年人骨骼退行性病变的发生。
防癌抗癌	花生中的微量元素硒和另一种生物活性物质白藜芦醇都是防癌抗癌的有效物质。

时令美食 DIY 🍲

黑芝麻花生粥

原料 黑芝麻、花生仁各 50 克，粳米 100 克，冰糖适量。

做法 ① 粳米淘洗净，用清水浸泡 30 分钟，备用。

② 黑芝麻炒香；花生仁碾碎。

③ 将粳米、黑芝麻、花生碎一同放入锅内，加清水用大火煮沸。

④ 转小火再煮至粳米熟透，出锅时加入冰糖调味即可。

养生功效 黑芝麻、花生与粳米搭配成粥，有养胃、补脾益气的食疗功效，适用于贫血、慢性肾炎、营养不良性水肿等患者常食。

花生仁炖猪蹄

原料 花生仁 200 克，猪蹄 2 只，盐、葱、姜、黄酒各适量。

做法 ① 将猪蹄洗净，杂毛拔去，清水洗净后用刀划口；葱切段、姜切片，备用。

② 将猪蹄放入锅内，加花生仁、盐、葱段、姜片、黄酒和适量清水，大火烧沸后改用小火炖至烂即可。

养生功效 花生炖猪蹄有通乳补虚、养血益阴的食疗功效，适用于早衰、产妇缺乳、贫血、月经不调、更年期综合征等症。坐月子的产妇如果缺乳，不妨多吃一些。

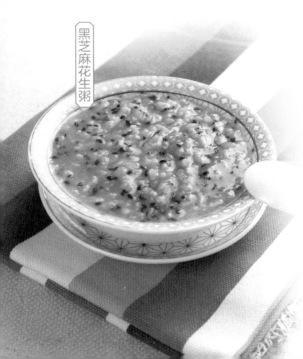

黑芝麻花生粥

葡萄 ——颗颗赛珍珠的"生命之水"

味甘，性微寒，《本草纲目》记载葡萄"补气血，强筋骨，利小便"。

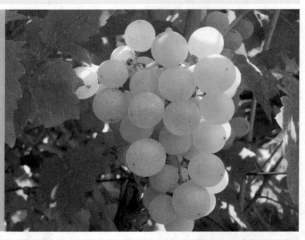

采收时间 7月 8月 9月

葡萄，又称蒲桃、菩提子、草龙珠等，是水果中的珍品，为葡萄科缠绕藤本植物葡萄的果实。葡萄既可鲜食，又可加工成各种食品，如葡萄酒、葡萄汁、葡萄干等。葡萄营养丰富，有"生命之水""水果明星"的美誉。

成熟期

葡萄每年采收一季，但因地域、品种的不同，成熟季节也有所差异，一般来说，7月~9月为成熟上市期。

主要产地

葡萄在我国主产于新疆、甘肃、陕西、山西、河北、山东等地，以新疆吐鲁番的无核白葡萄最著名。

适合人群

一般人群均可食用。冠心病、脂肪肝、癌症、肾炎、高血压、水肿患者宜常食；神经衰弱、过度疲劳、体倦乏力、形体羸瘦、未老先衰者宜多食；肺虚咳嗽、盗汗者宜多食；患有风湿性关节炎、四肢筋骨疼痛者宜多食；儿童、孕妇和贫血患者宜常食。

选购储存

1. 选购葡萄时，以果穗完整、颗粒均匀、大而饱满，皮色光亮有弹性，表皮有粉状物，果柄清鲜，而且拿起来抖一抖葡萄粒不会掉下来的为上品。也可先摘葡萄串底部的一颗品尝，若果肉甜美，那么整串都会很好吃。

2.葡萄买回来后，可用纸包好，放在冰箱内储存一段时间。

食用禁忌

葡萄含糖量高，糖尿病患者、便秘者以及阴虚内热、津液不足者忌食。肥胖者也不宜多食。

养生功效

保护心脑血管	葡萄所含有的逆转酶能阻止血栓形成，可以降低人体内血清胆固醇水平，降低血小板的凝聚力。其中红葡萄皮所含有的逆转酶最丰富，所以最好是洗净后连皮一起吃。
预防骨质疏松	葡萄所含有的微量元素硼有利于钙质吸收，可预防骨质疏松，对更年期妇女维持血浆中雌激素的含量也有一定的帮助。
防癌抗癌	葡萄所含有的白藜芦醇，能够有效防止正常细胞癌变，并且可抑制已经恶变的癌细胞扩散，有较强的防癌抗癌作用。
兴奋大脑神经	葡萄含有丰富的葡萄糖、有机酸、氨基酸、维生素，经常食用新鲜葡萄能消除疲劳、提神醒脑、缓解神经衰弱。
减少自由基伤害	葡萄含有一种多酚类物质，是天然的自由基清除剂，有很强的抗氧化活性，能够有效调整肝脏细胞功能，减少自由基的伤害。
抗病毒、杀菌	葡萄含有的聚合苯酚，可以与病毒或细菌中的蛋白质化合，使它们失去传染疾病的能力，特别是对脊髓灰质炎病毒、肝炎病毒等有较好的灭杀作用。

时令美食 DIY

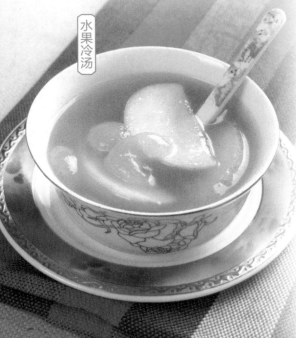

水果冷汤

水果冷汤

原料 苹果、梨、葡萄各 100 克，白糖 15 克，淀粉 5 克，桂皮 3 克。

做法 ① 把苹果、梨洗净，去皮、核，切成小块，待用；葡萄洗净，去皮。

② 锅中放适量清水，加白糖、桂皮煮沸，再放入切好的梨块煮 10 分钟，然后放入苹果块和葡萄煮沸。

③ 用淀粉调剂浓度，凉后放入冰箱冷却后即可食用。

养生功效 夏秋交际之初，常有秋老虎来袭，此时依然可以适当地食用一些冷冻的菜品。这道水果冷汤有补气血、强筋骨的食疗功效，适于气血虚弱、神疲心悸、风湿痹痛、腰膝无力、神经衰弱等患者食用。

桂圆——补血健脾、养颜安神的"益智果"

味甘，性温，《本草纲目》记载桂圆"补血健脾，养颜安神"。

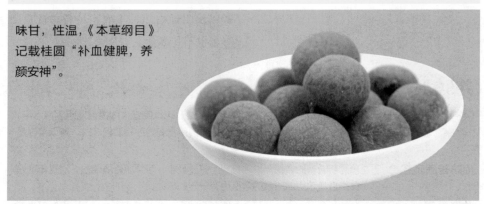

采收时间 7月 8月 9月

桂圆，又称龙眼，为无患子科植物桂圆的果实。新鲜桂圆质极嫩，汁多味甜，美味可口。除鲜食外，还可制干果、煎膏等。在众多药食同源的蔬果中，桂圆被称为"益智果"，因为它具有一般水果无法比拟的滋补强壮功能，并有补血健脾、养颜安神等多种保健作用。因此，桂圆自古以来就受到人们的喜爱，并被视为珍贵的补品。

成熟期

桂圆一般在7月~9月果实成熟时采收。

主要产地

福建、台湾、广东、广西、云南、贵州、四川等地。

适合人群

一般人群均可食用。神经性、贫血性或思虑过度所引起的心跳心慌、头晕失眠者宜常食；神经衰弱、健忘和记忆力减退者宜常食；年老气血不足、产后体虚乏力以及因营养不良而引起的贫血患者宜常食；更年期女性宜常食。

选购储存

1. 选购鲜桂圆时，以颗粒圆整、大而均匀、壳色黄亮、质干、手捏易碎有声者为佳。可品尝一下，果味清甜而肉质紧实，并且果肉透明而无汁液溢出的比较好。

2. 若是不新鲜或变质会有汁水流出。若果实较小，壳面有白色，则肉质有霉变。若肉核不易分离，则肉质干且硬度高。

3.桂圆易变质，不宜储存过久，购买后最好尽快食用。桂圆含糖量高，非常容易发霉生虫，最好能完全密封后冷藏，或放在阴凉干燥的地方，以防霉变。若要储存则切勿清洗，直接放入冰箱中，可存放两三天。

食用禁忌 !

桂圆属湿热食物，多食易滞气，有发炎症状者不宜食用，内有痰火或阴虚火旺，以及湿滞停饮者忌食。孕妇忌食。

桂圆宜鲜食，变味的桂圆不宜再吃。

养生功效 👍

增强记忆力、消除疲劳	桂圆含有大量的铁、钾等元素，能促进血红蛋白的再生，可缓解因贫血造成的心悸、心慌、失眠、健忘等症，起到增强记忆力、消除疲劳的作用。
保护血管	桂圆富含碳水化合物、多种氨基酸和维生素，其所含的维生素 P 量尤多，具有保护血管、防止血管硬化、维持血管弹性的作用。
补充烟酸	桂圆所含有的烟酸，可为人体补充 B 族维生素，预防因缺乏维生素 B_3 而致的糙皮病。
调经养颜	桂圆可养颜保健，改善贫血的症状，女性常食可调经、补血，使脸色红润，气色变佳，还能使头发变黑，是兼具美味与食疗效果的水果。

时令美食 DIY

黑豆桂圆红枣粥

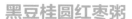

(原料) 黑豆 30 克，鲜桂圆 50 克，红枣 15 克，粳米 50 克，白糖、桂花糖各适量。

(做法) ① 将黑豆用水浸泡至发涨；红枣去核；粳米淘洗净；鲜桂圆去壳，备用。

② 将黑豆放入锅中，加水适量，用大火烧沸，再改小火慢慢熬煮，煮至黑豆八成熟时，加入粳米及红枣，继续熬煮，直至豆粥烂熟黏稠时，再加入鲜桂圆，稍煮片刻，停火闷 5 分钟，加入白糖、桂花糖，调匀即可。

(养生功效) 桂圆不仅仅是一种美味的水果，还是一味很好的进补食材。桂圆入粥可以健脾生血、滋肾养阴。该粥适用于肿瘤手术后低热以及贫血患者食用。

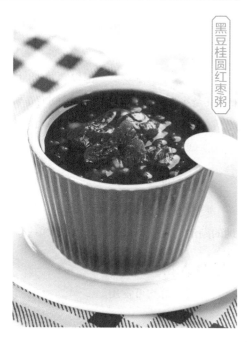

黑豆桂圆红枣粥

鳝鱼 ——夏吃一条鳝，冬吃一支参

味甘，性温，《本草纲目》记载鳝鱼"补虚损，强筋骨，去风湿"。

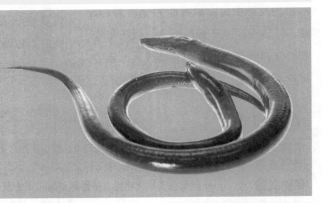

采收时间 | 1月 | 2月 | 3月 | 4月 | 5月 | 6月 | 7月 | 8月 | 9月 | 10月 | 11月 | 12月

鳝鱼，又称黄鳝，自古以来即被认为是补益佳品，味道鲜美，营养价值很高，且有滋补强身的作用。凡体质虚弱、患慢性疾病或病后羸瘦者，都可用鳝鱼补养。"夏吃一条鳝，冬吃一支参"是我国民间流传已久的说法。

成熟期

鳝鱼一年四季均产，但以6月~8月（尤其是小暑前后）最为肥美，民间有"小暑黄鳝赛人参"的说法，这个时期的鳝鱼味道鲜美，刺少而肉厚。

主要产地

鳝鱼是淡水鱼，广泛分布于全国各地的湖泊、河流、水库、池沼、沟渠。

适合人群

一般人群均可食用。

选购储存

1. 挑选鳝鱼时，以表皮柔软、颜色灰黄、肉质细致、闻起来没有臭味者为佳。

2. 鳝鱼最好在宰杀后即刻烹煮、食用，因为鳝鱼死后容易产生组胺，易引发中毒现象，不利于人体健康。

食用禁忌

鳝鱼血清有毒，但毒素不耐热，加热时可破坏掉，一般煮熟食用不会发生中毒。因此，食用鳝鱼要烹制熟透。

养生功效

补脑健身	鳝鱼含有丰富的 DHA 和 EPA，俗称"脑黄金"，是构成人体各器官组织细胞膜的主要成分，也是脑细胞不可缺少的营养成分，还具有预防心血管病和抗癌、消炎的功效。黄鳝脂肪中含有极丰富的卵磷脂，经常摄取卵磷脂，可以提高记忆力，因此常食鳝鱼可补脑健身。
降血糖	鳝鱼所含有的鳝鱼素，具有显著的降低血糖和调节血糖的调理功能，糖尿病患者可根据自己的状况，适当吃些鳝鱼，以缓解病情，并配合药物治疗，以利于恢复健康。
保护视力	鳝鱼含有大量的维生素 A，可以保护视力，促进皮肤的新陈代谢。有人说"鳝鱼是眼药"是有一定根据的。
补虚	鳝鱼有补虚损、强筋骨、祛风湿的食疗功效。常吃鳝鱼有很强的补益功能，身体虚弱、病后以及产后之人经常食用，其食疗效果更为明显。
增强体力	鳝鱼营养成分丰富，含有人体所必需的氨基酸、脂肪、钙、磷、铁及维生素 A，其中钙、铁含量在淡水鱼中居第一，常食可增强体力。

时令美食 DIY

红枣鳝鱼汤

原料 鳝鱼块 300 克，红枣 5 个，姜片、盐各适量。

做法 ① 起油锅，放入鳝鱼块、姜片，炒至鳝鱼块半熟。

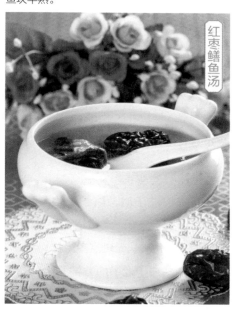

红枣鳝鱼汤

② 将红枣放入锅内，加清水适量。

③ 大火煮沸后，改小火煲 1 小时至熟，加盐调味食用。

养生功效 夏末时节，天气已经开始由炎热转凉。此时不妨吃一碗红枣鳝鱼汤以补益气血、强筋健骨。

山药炒鳝鱼

原料 鳝鱼 400 克，山药 200 克，料酒、葱、姜、胡椒粉、盐各适量。

做法 ① 将鳝鱼宰杀，去内脏、骨头，洗净，切成段，浸入料酒中；山药去皮，切片；葱切段，姜切丝，备用。

② 油锅烧热，倒入鳝鱼段，再加葱段、姜丝，大火炒至八成熟，加进山药片炒熟，撒上盐、胡椒粉即可。

养生功效 黄鳝具有补中益气、养血固脱、温阳益脾、强精止血、滋补肝肾、祛风通络等食疗功效；山药属强肾补虚佳品。二者搭配成此道菜肴可补中益气，益脾补肾。

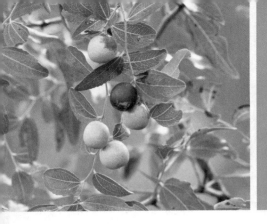

立秋·处暑
（8月）
时令物产

茄子——立夏栽茄子，立秋吃茄子

味甘，性寒，《本草纲目》记载茄子"散血止疼，解毒消肿"。

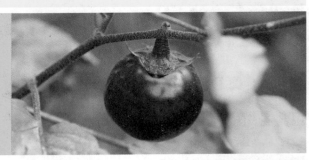

采收时间 7月 8月 9月 10月

茄子，又名伽子、落苏、昆仑紫瓜。茄子营养丰富，尤其是紫色茄子含有大量维生素，有预防微血管破裂出血、促进伤口愈合的作用，难怪医家视之为"健身蔬菜"。

成熟期

农谚有云："立夏栽茄子，立秋吃茄子。"露天栽培的茄子分早熟和晚熟两种，早熟茄子一般7月~8月成熟，晚熟茄子9月~10月成熟。

主要产地

全国各地均有栽培。

适合人群

一般人群均可食用。容易长痱子、生疮疖的人宜多食；心血管病患者宜多食。

选购储存

1.选购茄子时，以果形均匀周整、皮薄、子少、肉厚，老嫩适度，无裂痕、无腐烂、无锈皮、无斑点者为佳。

2.鉴别茄子老嫩的方法是：老茄子分量重，皮厚而紧，皮色光泽、光滑，肉坚子实，肉子易分离；嫩茄子分量轻，皮薄肉松，皮色乌暗，肉子不易分离，花萼下面有一片绿白色的皮为其重要特征。

3. 保存茄子要防雨淋、防晒、防磕碰、防受热，应选择阴凉通风处存放。

食用禁忌 !

脾胃虚寒的人不宜吃茄子。

养生功效 👍

保护心脑血管	茄子含有丰富的维生素P，能使血管壁保持弹性，防止硬化和破裂，而其所含有的皂草苷有降低胆固醇的作用，是心脏病及血管疾病患者的理想食疗佳蔬。尤其是紫色茄子，其改善血液循环、辅助食疗心脑血管病的效果相当好。
抗癌	茄子所含有的龙葵碱，具有抗癌的功效，能抑制消化系统肿瘤的增殖，对结肠癌、食管癌有一定的预防作用，也可作为肿瘤患者的辅助食疗食物。
调节免疫力	茄子含有皂草苷，可促进蛋白质、脂质的合成，提高供氧能力，改善血液流动，预防血栓，调节免疫力。
延缓衰老	茄子中的维生素E，有防止出血和抗衰老的功能，常吃茄子可避免血液中胆固醇增高，对延缓人体衰老具有积极作用。
清热解暑	茄子属于寒凉食物，天热时食用有助于清热解暑，容易长痱子、生疮疖的人可常吃。

时令美食DIY ♨

鳝鱼茄子

原料 紫皮长茄子500克，酱油、白糖、盐、五香粉各适量。

做法 ① 茄子洗净，在正、反两面切斜刀后，将茄子切成两段，放入加盐的水中浸泡。
② 锅内放油烧热，放入茄子段炸熟捞出，控干油。
③ 锅内留底油，放入茄子段、少量水和酱油、白糖、五香粉烧入味，汁浓时起锅即可。

养生功效 这是一道非常美味的懒人菜，既简单又富含多种维生素，尤其是维生素E的含量较高，有美容护肤之效。

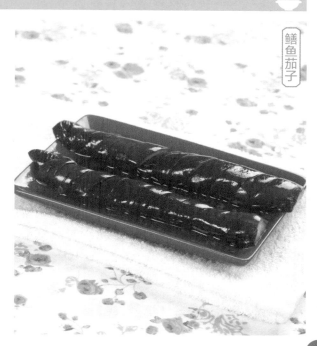
鳝鱼茄子

南瓜——夏秋时节的甜蜜味道

味甘，性温，《本草纲目》记载南瓜"补中益气，解毒杀虫"。

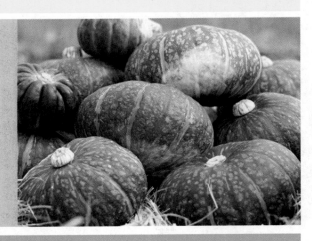

采收时间 7月 8月 9月

南瓜，又叫倭瓜、番瓜等。老南瓜可作饲料或杂粮，因此有很多地方称其为"饭瓜"。南瓜虽其貌不扬，却因其独特的风味以及良好的保健功效备受关注和赞誉。

成熟期

南瓜在春季栽种，7月~8月可采嫩瓜作蔬菜食用，秋季8月~9月可采老南瓜当饭食用。

主要产地

全国各地均有栽种。

适合人群

一般人群均可食用。

肥胖人群、糖尿病患者和中老年人宜常食。

选购储存

1.选购南瓜时，用指甲掐外皮，若不留指痕，表示老熟，表面可见少量白霜，这样的南瓜又面又甜。若南瓜的表皮褶皱多，表示含水分较多。如果表面出现黑点，代表内部品质欠佳。

2.一般将南瓜放置在阴凉处，可保存一两个月。瓜身连着瓜蒂的南瓜可保存较长时间。

食用禁忌

南瓜性温，胃热炽盛、湿热气滞的人要少食。

腐烂的南瓜有毒，忌食。

糖尿病患者吃南瓜时应相应减少主食的摄入。

养生功效

调节免疫力	南瓜含有的南瓜多糖是一种非特异性免疫增强剂，能调节人体免疫力。
减肥	南瓜是一种低脂肪、低热量、低糖类食物，被人们称为"减肥良药"。
防癌抗癌	南瓜所含有的胡萝卜素具有抗氧化作用，可直接抵抗致癌因子的致癌作用；南瓜所含有的大量果胶，也能通过干扰影响结肠细胞中遗传物质的致癌源，起到预防肠癌的作用。
促进生长发育	南瓜含有丰富的锌，能参与人体内核酸、蛋白质的合成，是肾上腺皮质激素的固有成分，是人体生长发育的重要物质。
解毒排毒	南瓜含有的果胶能与人体内多余的胆固醇结合，可预防脂质代谢异常引起的动脉粥样硬化；果胶可保护胃肠道黏膜不受粗糙食物刺激，能促进溃疡面愈合；果胶还有极强的吸附性，能清除人体内的有害物质，如重金属、放射性元素、农药残留、亚硝酸盐等，并能增强肝脏、肾脏细胞的再生能力，提高人体对有毒物质的抵抗能力。
助消化、促排便	南瓜所含成分能促进胆汁分泌，增强胃肠蠕动，加速食物消化。南瓜还含有丰富的膳食纤维，是缓解便秘的优良蔬菜。

时令美食 DIY

南瓜盅

原料 南瓜1个（约750克），蜂蜜60毫升，冰糖30克。

做法 ① 先在南瓜顶上开口，挖出瓜瓤。

② 将蜂蜜、冰糖装入，盖好，放入盘内，隔水蒸1小时取出即可。

养生功效 此道菜肴可以补虚益肾、解毒防癌，经常食用有很好的保健作用。

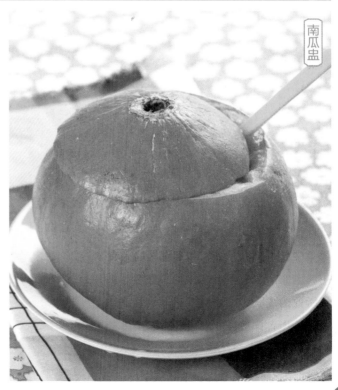

南瓜盅

绿豆——药食两用的"济世良谷"

味甘，性寒，《本草纲目》记载绿豆"消肿通气，清热解毒"。

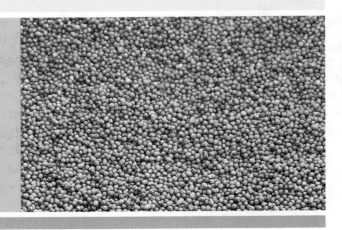

采收时间　8月　9月

　　绿豆，又称文豆、青小豆。绿豆的用途很广，可以煮粥、做绿豆糕，也可以生绿豆芽等。绿豆不但营养丰富，还有非常高的药用价值，被人们称为"济世良谷""菜中佳品"。

成熟期

　　绿豆每年采收一季，一般为夏季5月~6月播种，秋季8月~9月成熟。

主要产地

　　全国各地均有栽培。

适合人群

　　一般人群均可食用。特别适宜暑热天气中暑时烦躁闷乱、咽干口渴的人食用，也非常适合因疮疖痈肿、丹毒等热毒所致的皮肤感染及高血压、水肿、红眼病等患者食用且效果显著；眼病患者宜多食。

选购储存

　　1.选购绿豆时，以颗粒均匀、饱满，颜色青绿或黄绿，煮之易酥者为上品。如果绿豆颜色为褐色，就说明其已变质，不要购买。

　　2.绿豆若被虫蛀过，则会表现为表面白点多或绿豆中空壳较多，也不宜选购。

　　3.绿豆在储存前可在日光下暴晒5小时，然后趁热密封保存，这样保存时间较久。

食用禁忌

　　绿豆性寒，平素脾虚胃寒、易泻者不宜食用。

　　绿豆不宜与中药同时服用。

养生功效

降脂、分解胆固醇	绿豆所含有的多糖成分能增强血清脂蛋白酶的活性，使脂蛋白中的甘油三酯水解，从而达到降血脂的效果，对冠心病、心绞痛有一定的辅助食疗效果。绿豆含有球蛋白和多糖，可促进胆固醇在肝脏中分解成胆酸，加速胆汁中胆盐分泌，起到减少胆固醇吸收的作用。
解毒、排毒	中医认为绿豆汤具有解毒的功效。经常在有毒环境下工作或接触有毒物质的人，宜经常食用绿豆汤解毒保健。
排毒美肤、抗过敏	绿豆还有排毒美肤、抗过敏的功能，可辅助食疗荨麻疹等变态反应性疾病。容易口角长疮、溃烂，易长痘痘，常有过敏现象的人，宜多吃绿豆。
清热解毒、消暑	绿豆有清热解毒、消暑的食疗功效，夏季儿童易生疮疖痱肿，可用醋调和绿豆粉外敷在患处，有很好的效果。另外，常喝绿豆汤能解暑热，对红眼病有一定的食疗作用。

时令美食 DIY

苦瓜绿豆汤

原料　苦瓜 100 克，绿豆 50 克，白糖适量。

做法　① 将苦瓜洗净，去子、切条，与绿豆同煮成汤。

② 凉后加白糖调匀即可。

养生功效　此汤芳香健脾、清肝解热、降脂降压、养颜健美，既可以消火又能够消暑，适用于高脂血症、肥胖、高血压属肝胃热盛者。

绿豆糯米粥

原料　粳米 150 克，绿豆 100 克，糯米 50 克，白糖适量。

做法　① 先将绿豆、粳米、糯米清洗干净，备用。

② 将绿豆放入锅中，煮至七成熟时，放入粳米、糯米，先用大火，后用小火，煮成黏粥即成。食用时可根据个人口味加入适量白糖。

养生功效　绿豆作为一种常见的杂粮，有清热解毒、降火消暑的食疗功效，十分适合在天气炎热时食用。绿豆糯米粥含有丰富的蛋白质、维生素和微量元素，具有较高的营养价值。

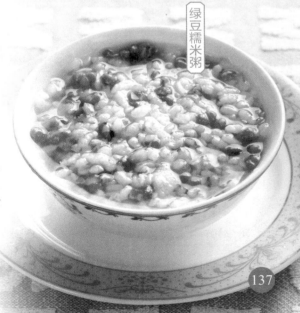

绿豆糯米粥

猕猴桃 ——营养全面的"水果之王"

味甘、酸，性寒，《本草纲目》记载猕猴桃"调中下气，清热生津"。

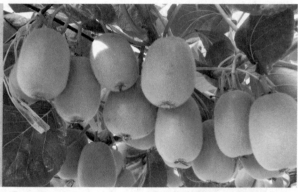

采收时间 8月 9月 10月

  猕猴桃，又称羊桃、奇异果、藤梨等，为猕猴桃科植物猕猴桃的果实。猕猴桃细嫩多汁、清香鲜美、酸甜适中，深受人们的喜爱。猕猴桃是水果中营养成分最丰富、最全面的水果。虽然从外表来看，猕猴桃实在称不上漂亮，但就营养学的角度来看，它可是当之无愧的"水果之王"。

成熟期

  猕猴桃的采收时间在每年8月~10月，此时的猕猴桃充分成熟，采收后须经过8~10天的后熟期才可食用。

主要产地

  陕西、四川、河南、贵州、浙江等地。

适合人群

  一般人群均可食用。情绪低落，常吃烧烤者，经常便秘者宜常吃；癌症、高血压、冠心病、心血管疾病患者，食欲不振、消化不良者，航空、高原、矿井等特种工作人员宜常吃。

选购储存

  1. 选购猕猴桃时，以形状饱满、果肉呈浓绿色、整体软硬一致者为佳。外表有碰伤、有破皮湿点、皱巴巴和太软的不要买。从外观上看，若是使用过膨大剂的猕猴桃，果身会变粗，果色变绿，果皮粗糙，尖端明显肥大，呈直桶形状。使用过膨大剂的猕猴桃，剖面颜色淡白、果肉松软，这种猕猴桃口味不好，且耐储性也有所降低。

  2. 硬实的猕猴桃可在阴凉、干燥的环境内摊开存放，也可放入冰箱内冷藏。只要保持良好的储藏条件，让果蒂部位不受霉菌感染，即可储藏5个月左右。

食用禁忌

　　猕猴桃性寒，脾胃虚寒、大便溏泻者不宜食用；风寒感冒、疟疾、寒湿型痢疾、慢性胃炎患者，尿频及小儿腹泻等患者，痛经、月经过多的女性不宜食用。

养生功效

稳定情绪	猕猴桃含有的氨基酸能稳定情绪、平复心情。其所含的天然肌醇可助脑部活动，帮助忧郁者走出情绪低谷，预防抑郁症。
预防眼病	猕猴桃富含叶黄素，叶黄素可预防老年性眼球视网膜黄斑退化引起的视力下降与失明。多吃猕猴桃能有效预防白内障。
乌发美容	猕猴桃被称为"美容果"。猕猴桃含有能让头发变黑的酪氨酸、叶酸等物质，并含有铜、铁、镁等矿物质，常食可乌发美容。
促进睡眠	猕猴桃鲜果及其果汁制品，可降低胆固醇及甘油三酯水平，对高血压、高脂血症、冠心病等有辅助食疗作用。
美白淡斑	猕猴桃有美白、淡斑、除暗疮、增强皮肤排毒、抗衰老的作用。因为猕猴桃含有丰富的维生素 C 和维生素 E，能增强肌肤的抗氧化能力，能淡化雀斑，美白肌肤。

时令美食 DIY

猕猴桃薏米粥

原料 猕猴桃 40 克, 薏米 100 克, 冰糖适量。

做法 ① 将猕猴桃洗净, 去皮, 切成小丁; 薏米淘洗干净, 放入开水锅中, 煮至米熟。
② 放入冰糖, 待冰糖化开后, 放入猕猴桃丁搅拌均匀即可。

养生功效 猕猴桃富含多种营养物质, 搭配薏米煮粥可以润肺生津、滋阴养胃, 对烦热、消渴、食欲不振、消化不良、秋季肺热咳嗽等症均有食疗效果。

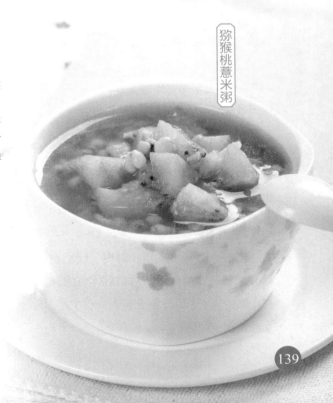

猕猴桃薏米粥

枣 ——补气养血要数枣

味甘，性温，《本草纲目》
记载枣"为脾之果，脾病
宜食之"。

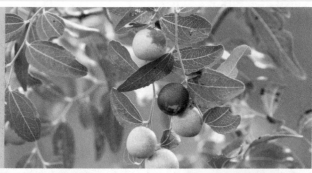

采收时间 8月 9月 10月

枣，核果呈长圆形，鲜嫩时为黄色，成熟后呈紫红色。鲜枣口味甘甜，成熟时可当水果食用。因鲜枣不耐保存，常制作成干品红枣，一年四季都可食用，历来是益气、养血、安神的保健佳品。

成熟期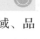

鲜枣每年采收一季，但因地域、品种的不同，成熟季节也有所差异，大部分的枣在8月~10月成熟。冬枣最晚可在11月成熟。我国台湾甜枣的成熟期在每年的11月至第二年的3月。

制成干品红枣后可全年食用。

主要产地

新疆、河北、山东、河南、陕西、甘肃、山西等地。

适合人群

一般人群均可食用。鲜枣、红枣均具有滋补气血的作用，对病后体虚的人有良好的滋补作用；中老年人、青少年、女性尤宜多食用。

选购储存

1. 鲜枣以果皮光滑新鲜、肉厚质脆、有香甜气味者为佳。

2. 选购红枣时，用手捏一下红枣，感觉坚实而干燥的为上品；若手感松软粗糙，说明还没有干透。

3. 鲜枣不宜保存，最好现买现吃；干枣可在常温下保存。

食用禁忌

红枣的枣皮消化起来比较困难，一定要细嚼慢咽。

红枣是滋补调养佳品，但因其会困湿气，故湿重腹胀者应少吃。

脾胃虚寒、牙病、便秘者不宜食用。糖尿病患者不宜多吃红枣。体质燥热的女性，也不适合在经期吃红枣。

养生功效 👍

保护肝脏	红枣能促进白细胞的生成，降低血清胆固醇，提高血清蛋白含量，保护肝脏。
调节血压	红枣含有的芦丁是一种能使血管软化的物质，可以使血压降低，对高血压有一定的辅助食疗作用。
美容养颜	红枣含有丰富的维生素和铁等矿物质，常食能提高造血机能，预防贫血，使肤色红润；红枣含有丰富的维生素C、芦丁和环磷酸腺苷，能促进皮肤细胞代谢，使皮肤白皙细腻，防止色素沉着，护肤美颜。
补气养血	因经血过多而引发贫血的女性，常喝红枣水，可起到改善面色苍白和手脚冰凉的补益功效。
促进睡眠	晚饭后用红枣加水煎汁服用，或与百合煮粥临睡前食用，有利于改善睡眠。

时令美食DIY 🍲

黑豆红枣糯米粥

原料 红枣15颗，黑豆25克，糯米50克，红糖20克。

做法 ① 将黑豆、糯米淘洗干净，沥干水分，备用。

② 将黑豆与糯米、红枣一同煮粥，熟时加入红糖拌匀即可。

养生功效 黑豆有补肾、明目、祛风活血、解毒消肿之效；红枣有补中益气、养血安神之效。加上养胃暖脾的糯米，三者搭配成膳，对改善肾脏虚空、中气不足、体虚气弱、秋乏等大有裨益。

红枣栗子鸡

原料 红枣50克，鸡腿肉500克，栗子100克，葱片、姜片、酱油、料酒、盐、鸡精、白糖各适量。

做法 ① 鸡腿肉切成块；红枣用热水泡软；栗子去皮。

② 油烧热，把鸡块放入锅稍炸捞出。

③ 留油适量，加入葱片、姜片煸炒，放入栗子、红枣、鸡块，倒入料酒、酱油，加入适量水，盖上锅盖炖。

④ 待鸡肉软烂，把白糖、盐、鸡精依次放入锅中，大火烧开，收浓汤汁即可。

养生功效 红枣和栗子均是秋季时令食材，两者同食有益于肾虚、腰酸背痛及腿脚无力、小便频多等患者，再搭配鲜嫩的鸡肉则其补气益血、健脾补肾的食疗效果更为显著。这道菜肴适于体虚健忘和脑力劳动者食用。

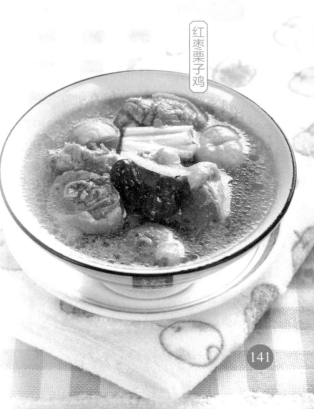

红枣栗子鸡

梨——清热生津、润燥化痰

味甘、微酸，性凉，《本草纲目》记载梨"清热生津，润燥化痰"。

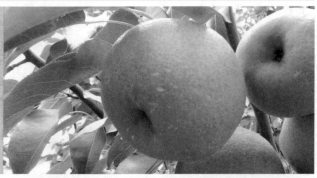

采收时间 | 8月 | 9月 | 10月

梨，蔷薇科梨属植物的果实，中国特优品种有鸭梨、雪花梨、苹果梨、南果梨、库尔勒香梨等。梨鲜嫩多汁，酸甜适口，既可生食，又可熟食，还可榨汁，被誉为"天生甘露饮"。因此，古人赞其为"百果之宗"。

成熟期

梨在8月~10月果实成熟时采收，鲜食或切片晒干保存。

主要产地

全国各地均有栽培。其中有名的品种有北京的京白梨，辽宁的南果梨，河北的鸭梨、雪花梨、秋白梨、蜜梨，山西的油梨，山东莱阳的茌梨，安徽的酥梨等。

适合人群

一般人群均可食用。经常用嗓子的人宜多食；高血压、心脏病、肝炎、肝硬化患者宜多食；痛风、风湿病和关节炎患者宜多食；肺结核、气管炎和上呼吸道感染的患者宜多食。

选购储存

1.选购梨时，不管哪种品种均以果皮薄细，有光泽，果肉脆嫩，汁多香甜，果核小者为佳；如果是同品种的梨则以果形大小适中，果体匀称，果皮光滑，无虫眼、无外伤者为佳。

2.保存时，应选择没有外伤的梨，用纸一个一个地包起来，然后放在室内干燥、阴凉、通风处；也可以放在冰箱的水果盒内，但需尽快食用，以免营养成分流失。放入冰箱前不要用水清洗，否则极易腐烂变质。

食用禁忌

梨性凉，故不宜一次吃多，否则易伤脾胃，尤其是脾胃虚寒者。

养生功效

润肺止咳、保护嗓子	中医一直把梨视为生津润燥、清热化痰的良药。李时珍说梨能"润肺凉心，消痰降火，解疮毒、酒毒"，可见对热性病有好处。梨含有鞣酸等成分，可以祛痰止咳、养护咽喉，从事播音、演唱等职业的人常食用煮好的熟梨，可以增加口中的津液，保护嗓子。
清肝火、调节血压	梨可清热镇静，增加血管弹性，调节血压。肝阳上亢或肝火上炎型高血压病患者，常吃梨可以改善头晕目眩的症状。
促进排便	梨含有丰富的果胶，可助消化，促进大便排泄，消化不良及便秘的人，餐后食用 1 个梨，非常有好处。
保护心脏	梨富含维生素 B_1，可保护心脏、减轻疲劳；梨所含的维生素 B_2、维生素 B_3 及叶酸能够增强心肌活力，有利于身体健康。
防癌抗癌	梨能有效抑制致癌物质亚硝胺的形成，起到防癌抗癌的食疗功效。

时令美食 DIY

川贝酿梨

原料 雪梨 6 个，川贝母 12 克，糯米、冬瓜条各 100 克，冰糖 180 克。

做法 ① 先将糯米蒸成米饭；冬瓜条切成颗粒状；打碎川贝母。

② 将雪梨洗净，去皮，在蒂把处下刀切下一块为盖，挖出梨核，然后将梨在沸水中烫一下，捞出放入凉水中冲凉，再放入碗中；将糯米饭、冬瓜颗粒、适量冰糖拌匀后放入梨内，川贝母分为 6 等份分别装入雪梨中，盖好蒂把，然后上笼用沸水蒸约 50 分钟，至梨软烂。

③ 另起锅加清水 300 毫升置于大火上烧沸，放入剩余冰糖，化成汁，等梨出笼时，逐个浇在雪梨上即可。每次食用 1 个雪梨，早、晚可各食 1 次。

养生功效 此饮可润肺消痰，降火除热，适宜肺结核、气管炎、上呼吸道感染、肝炎、肝硬化患者以及秋季皮肤瘙痒、口鼻干燥、有时干咳少痰的人食用。

甘蔗荸荠雪梨汁

原料 甘蔗、荸荠各 200 克，雪梨 100 克，冰糖适量。

做法 ① 将甘蔗和荸荠去皮，洗净，榨汁；雪梨洗净，去核，切块。

② 将雪梨块与甘蔗汁、荸荠汁、冰糖装碗隔水蒸，待熟后吃梨饮汁。

养生功效 秋季天气异常干燥，易使人肺火燥咳，咽痛失音，肠燥便秘。而多喝此汁可以滋阴润肺，适宜因阴亏津枯而导致肌肤干燥、面色无华者食用。

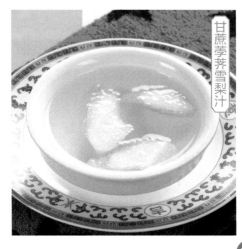

甘蔗荸荠雪梨汁

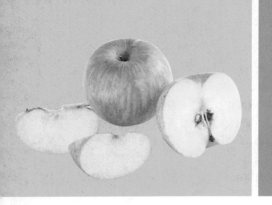

白露·秋分
（9月）
时令物产

芋头 ——补中益气，宽肠通便

味甘、辛，性平，《本草纲目》记载芋头"补中益气，宽肠通便"。

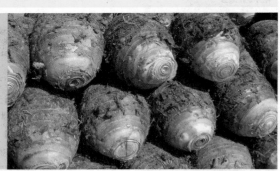

采收时间 | 1月 | 9月 | 10月 | 11月 | 12月

芋头，又称芋、芋艿等。芋头营养丰富，含有大量的淀粉、矿物质及维生素，亦菜亦粮，可熟食、干制或制粉。蒸、炒、烩、烤、烧、煨均可，只要烹制得法，都是美味佳肴。

成熟期

根据品种不同，芋头成熟时间也有所差异，早熟的芋头在9月~10月成熟，中熟品种在10月~12月成熟，晚熟品种在11月至第二年1月成熟。

主要产地

珠江流域及台湾地区种植较多，长江流域次之。

适合人群

一般人群均可食用，尤其适宜身体虚弱者食用。

选购储存

1.选购芋头时，要选无柄、椭圆形的子芋。

144

2.芋头适宜放在阴凉、通风、干燥处保存。买后尽早食用，不要久存。

生芋头汁容易引起局部皮肤过敏，因此，在清洗芋头的时候要戴上手套。

芋头不易消化，不宜多食。

食用禁忌 !

生芋头有小毒，因此食用时必须煮熟透。

养生功效 👍

防癌抗癌	芋头所含有的黏液蛋白被人体吸收后能产生免疫球蛋白，可提高人体的抵抗力，对人体的痈肿毒痛包括癌毒有抑制、消解作用，芋头制作的药膳常用于肿瘤及淋巴结核等症的辅助食疗。
补中益气	芋头所含有的黏液皂素、多种微量元素能帮助改善微量元素缺乏症，同时能增进食欲，帮助消化。因此，芋头有调补中气、益胃健脾的作用。
洁齿防龋	芋头氟的含量较高。因此，常食芋头具有洁齿防龋作用。

时令美食DIY 🍲

芋头粳米粥

原料 芋头250克，粳米300克，盐、味精各适量。

做法 ① 将芋头洗净，去皮，切碎，备用。

② 将粳米淘净后与芋头一同放入锅内，倒入适量清水，置大火上煮，水沸后，改小火继续煮至米粒开花时，放入盐、味精调味即可食用。

养生功效 此粥可补中益气、润肠通便、益肾填精，对习惯性便秘、须发早白者，尤其是小儿秋季感冒有很好的食疗功效。

芋头人参骨汤

原料 芋头400克，排骨500克，人参6克，葱段20克，姜片5克，鸡精、盐各适量。

做法 ① 把排骨放入开水中烫开，捞出备用。

② 把芋头切成滚刀块；姜切片。

③ 锅中入开水，放入排骨，加入姜片、葱段、人参，盖上盖子慢炖。

④ 排骨熟烂时加入芋头块烧熟，加入盐、鸡精调味即可。

养生功效 芋头富含蛋白质、钙、磷、铁、钾、镁、钠、胡萝卜素、烟酸、维生素C、皂角苷等多种成分，常饮此汤能调节人体的免疫功能。

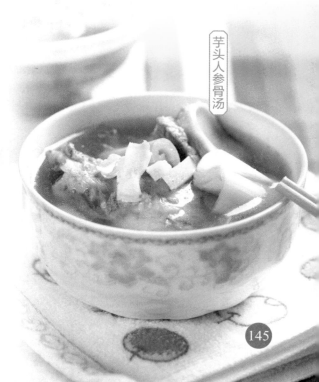

芋头人参骨汤

荸荠——地下雪梨

味甘，性寒，《本草纲目》记载荸荠"清热生津，利咽化痰"。

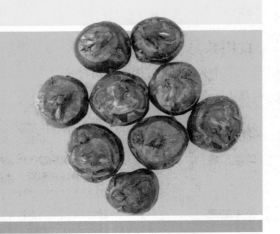

采收时间 9月 10月 11月

荸荠，又称马蹄、乌芋、水栗等。荸荠与菱角、莲藕、芡实并称为"四大水生蔬果"，可菜可果，营养丰富，味道甘美，常食有保健强身的作用，素有"冬春佳果"之称。

成熟期

我国温暖地区均有栽培。多栽于水田中，9月~11月挖取，洗净，鲜用或风干备用。

主要产地

江苏、安徽、浙江、广东、湖南等地。

适合人群

一般人群均可食用。儿童和发热患者最宜食用；咳嗽多痰、咽干喉痛、消化不良、大小便不利、癌症等患者宜常食。

选购储存

1. 选购荸荠，一是"望"，荸荠的本色应该呈红黑色，比较老气，如果你看到的荸荠颜色呈不正常的鲜红，分布又很均匀，就要仔细观察其有无变质、发软、腐败等状况。二是"闻"，正常的荸荠无任何刺激性气味，如带有异味，就不要选购。三是"摸"，购买荸荠时，通过挤荸荠的角观察，浸泡过的荸荠会在手上粘上黄色的汁液。

2. 荸荠可放置在阴凉、通风、干燥的地方保存，也可用保鲜袋密封后放入冰箱内保存。但要尽早吃掉，以防变质。

食用禁忌

荸荠性寒，脾胃虚寒和有血瘀者忌食。

荸荠最好不要生吃，以防细菌和寄生虫感染。

养生功效

清热止渴	荸荠质嫩多津，可缓解热病津伤口渴之症，对糖尿病患者有一定的辅助食疗作用。
抗菌杀毒、预防传染病	荸荠含有一种不耐热的抗菌成分——荸荠英。荸荠英对金黄色葡萄球菌、大肠杆菌、绿脓杆菌等均有一定抑制作用。在呼吸道疾病、传染性疾病多发的冬、春季节，常吃荸荠可有效预防流脑、麻疹、百日咳、急性咽炎。
促进排便	荸荠含有粗蛋白、淀粉，能促进大肠蠕动，适用于便秘、痔积患者。
促进生长	荸荠含磷量是根茎类蔬菜中较高的，能促进人体生长发育和维持生理功能的需要，对牙齿骨骼的发育有很大好处，同时可促进体内的碳水化合物、脂肪、蛋白质的代谢，调节酸碱平衡，非常适于儿童食用。
通淋利尿	荸荠用水煎成汤汁能利尿排淋，对于小便淋沥涩痛有一定改善作用，是尿路感染患者的食疗佳品。

时令美食 DIY

荸荠百合羹

原料 荸荠 50 克，鲜百合 25 克，雪梨 1 个，冰糖适量。

做法 ① 将荸荠洗净，去皮，捣烂；雪梨洗净，连皮切块；鲜百合洗净后，三者混合加水煎煮。
② 加适量冰糖煮至熟烂汤稠即可。

养生功效 秋季天气干燥，所以秋季饮食侧重养肺润燥。荸荠、百合都有润肺去燥的食疗功效，所以在秋季可以经常食用荸荠百合羹。另外，咳嗽初起时食用此羹，可有效预防咳嗽。

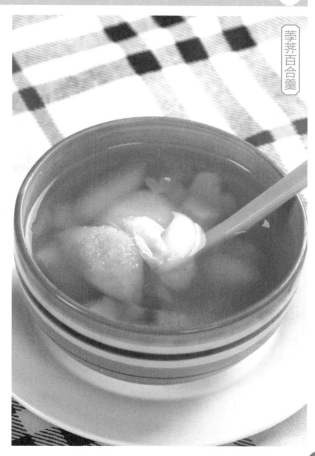

荸荠百合羹

苹果——健胃消食，清热除烦

味甘、微酸，性平，《本草纲目》记载苹果"健胃消食，清热除烦"。

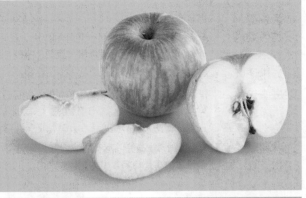

采收时间 9月 10月 11月

苹果，古称柰，又名频婆等。苹果清脆香甜，能助消化，且营养丰富，居世界四大水果（苹果、葡萄、柑橘和香蕉）之冠。

成熟期

苹果每年采收一季，但因地域、品种的不同，成熟季节也有所差异，大部分苹果在9月~11月成熟。

主要产地

中国有黄土高原、渤海湾、黄河故道和西南高地四大苹果产区。

适合人群

一般人群均可食用，特别适宜婴幼儿和中老年人食用。慢性胃炎、消化不良、气滞不通患者宜常食；便秘、慢性腹泻、神经性肠炎患者宜常食；高血压、高脂血症患者和肥胖者宜常食。

选购储存

1. 选购苹果时，一定要选择个头中等、大小均匀一致者，表面色泽均匀、光泽、洁净，稍带白粉，无病虫害，无外伤，无锈斑，闻起来气味醇香者更佳。

2. 未成熟的苹果颜色不好、无香味，储藏后表皮可能皱缩。在表面轻轻按压容易凹陷的苹果是过熟的。若苹果是冷冻一段时间后的，则外表可看出内部损伤和碰撞伤痕。若在生长时未套袋，则这样的苹果外表不好看，不过含糖量高。一般初春到夏季的苹果多是贮藏过的，此类苹果不是特别新鲜。

3. 苹果放在阴凉处可保鲜7~10天，

若装入塑料袋放进冰箱里，能够保存更长时间。苹果可做成果酱之类的成品，再放入冰箱保存。不要将苹果和其他成熟的水果、蔬菜放在一起，因为这样会加速它们的腐烂。苹果释放出的乙烯可催熟一些如猕猴桃或梨等未成熟的水果，可把它们与苹果放在一起。

食用禁忌

溃疡性结肠炎患者不宜生食苹果。

平时有胃寒症状者忌大量吃苹果。

养生功效

预防高血压	苹果富含钾，钾可与人体内过剩的钠结合使之排出体外，摄入盐分过多的人，经常吃苹果可以将钠清除，起到软化血管壁、预防高血压的作用。
促进消化	苹果所含有的苹果酸和柠檬酸可促进胃液的分泌，能促进消化和吸收。
美容养颜	苹果含有镁及其他对保养皮肤有效的物质，可使皮肤健美。常食可淡化黄褐斑、蝴蝶斑等，有美容的功效。
止泻、通便	苹果含有鞣酸和果胶，鞣酸可涩肠，从而止泻；加热后的果胶也有收敛的功效。所以，食用熟苹果能起到止泻的效果。此外，苹果所含的膳食纤维、有机酸可使大便松软，帮助排泄通便。由此可见，苹果具有止泻、通便的双重作用。
促进睡眠、消除心理压抑感	苹果的香气是缓解抑郁症和压抑感的良药，让精神压抑患者嗅苹果香气后，可使其精神轻松愉快，压抑感消失。失眠患者入睡前嗅苹果香味，能较快地安静入睡。

时令美食 DIY

苹果蜂蜜水

原料 苹果 5 个，蜂蜜适量。

做法 ① 苹果去皮，切成小块。

② 锅内加水 1 升，放入苹果块，煮沸 5 分钟，自然冷却到 40℃ 左右，加适量蜂蜜搅拌均匀。

养生功效 苹果是秋季的应季水果。这道苹果蜂蜜水可每天多次少量饮用，特别适合减肥者饭前喝，有饱腹感，可以减少进食量。

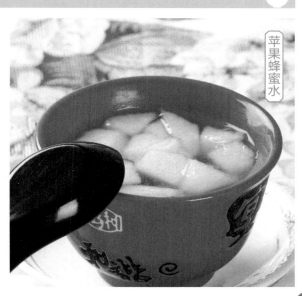

苹果蜂蜜水

山楂 ——消食化积，善解油腻

味甘、酸，性微温，《本草纲目》记载山楂"消食健胃，活血化瘀"。

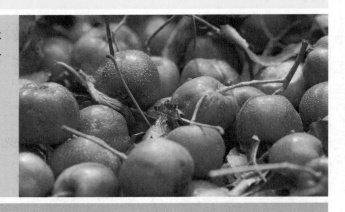

采收时间 9月 10月

山楂，又称山里红、胭脂果等。果实呈球形，熟后呈深红色，表面有淡色小斑点。山楂含有多种营养成分，既是好吃的水果，又是消食化滞的良药，被人们视为"长寿食物"。

成熟期

每年9月~10月果实成熟后采收，采收或加工后均可食用。

主要产地

江苏、浙江、安徽、湖南、湖北、河南、四川、贵州、江西、福建、广东、广西、云南、陕西等地。

适合人群

一般人群均可食用。

选购储存

1. 选购山楂时，以果实个大均匀，颜色鲜艳并呈深红色，果皮无虫蛀、损伤，并有浓郁香气者为佳。

2. 若是过熟的或存放时间长的山楂，则会表现为外皮皱缩、颜色晦暗、叶梗枯萎干瘪。果肉发软、表皮有棕色斑点、露肉、发霉者，不可购买。

3. 山楂较易保存，将它们放在阴凉、干燥、通风的环境中即可。但如果存放不当（如受潮、受热、受损等），也会导致腐烂。

食用禁忌

胃酸分泌过多者勿空腹食用。脾胃虚弱者慎食。

养生功效

消食化积	山楂具有消食化积的作用，能促进脂肪类食物的消化，同时促进胃液分泌，增强食欲。凡进食过于油腻的肉类食物不易消化时，可食用适量山楂以解腻化积。
调节免疫力	山楂蕴含有大量人体必需的营养物质，如多种维生素、有机酸等，有调节人体免疫力的食疗效果。
防癌抗癌	山楂所含有的维生素 C 能促进抗体的形成，对化学致癌物质——亚硝胺有阻断作用；山楂所含的牡荆素是一种较强的抗癌化合物。
降脂、降压、强心	山楂含有山楂酸、黄酮类、内酯、山萜类等多种成分，其提取物有扩张血管、降压、降脂、强心肌、抗心律不齐等多种作用。
活血化瘀、调经	山楂具有活血化瘀的作用，是血瘀型痛经患者的食疗佳品。凡经血颜色暗，且伴有血块的血瘀型痛经患者可在月经前 3~5 天用红糖熬煮山楂食用，有很好的活血化瘀、调经作用。

时令美食 DIY

山楂银耳杏仁饮

原料 山楂、水发银耳各 50 克，杏仁 25 克，枸杞子 20 粒，盐、白糖、蜂蜜各适量。

做法 ① 将银耳洗净，撕成小朵；杏仁、枸杞子分别洗净；山楂洗净，去子，切片，备用。

② 砂锅倒入适量冷水，放入银耳、枸杞子，中火烧开，加入杏仁、山楂片、盐、白糖，大火煮 3 分钟，取汁倒入杯中，加入蜂蜜调味即可。

养生功效 红红的山楂配上雪白的银耳、杏仁，就制成了这道山楂银耳杏仁饮。此饮有补肾健脾、止咳定喘的食疗功效，对于肾虚腰痛、肺虚咳喘等症有一定的辅助食疗效果。

山楂红糖水

原料 山楂肉 200 克，米酒 1000 毫升，红糖 30 克。

做法 ① 将山楂肉与米酒放入砂锅或不锈钢锅中，以大火煮沸后，转小火煮 15 分钟左右。

② 加入红糖，煮至约剩 500 毫升关火（可用筷子作记号）。

养生功效 产后子宫凝血并且肚子痛的人，可服用山楂红糖水来改善症状。作为饮料，每天分数次喝完，一小时一小口。

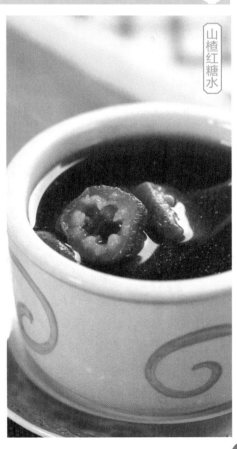

山楂红糖水

石榴 ——生津止渴的"红宝石"

味甘、酸、涩，性平，《本草纲目》记载石榴"生津止渴，收涩止泻"。

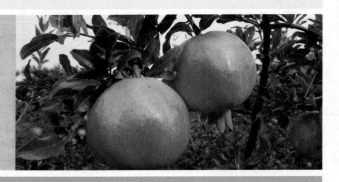

采收时间 9月 10月

石榴，又称安石榴，为石榴科落叶灌木或乔木石榴的果实。果实有甜、酸、苦三种。石榴果实如一颗颗红色的宝石，果粒酸甜可口多汁，营养价值高，是秋季人们非常喜食的一种水果。古诗有云："萧娘初嫁嗜甘酸，嚼破水精千万粒。"

成熟期

石榴每年采收一季，花期为5月~6月，果实一般在9月~10月成熟。

主要产地

陕西、安徽、山东、江苏、云南、新疆、四川等地。

适合人群

一般人群均可食用。石榴有帮助消化的作用，特别适宜老人和儿童食用；非常适宜发热患者、口干舌燥者、慢性腹泻患者、大便溏薄者、肠滑久痢者、女性白带清稀频多者、心脑血管疾病患者、烦热口干及酒醉烦渴者、口臭者食用。

选购储存

1. 选购石榴时，以个大均匀、色泽鲜艳、皮薄光滑、酸甜爽口者为佳，成熟的石榴果皮有棱，阴阳面的果实颜色相差不大，同时要注意挑选无虫蛀、无损伤的果实。

2. 储存石榴时，可用保鲜袋单个装好，放在阴凉、通风处，可储存一段时间，但仍应及时食用，以防变质。

食用禁忌

石榴含糖较多，多食会损伤牙齿釉质，还会助火生痰损肺气。因此，不能多食。龋齿疼痛者应忌食。

石榴含有大量的鞣质，有收敛作用，故大便秘结者忌食。

养生功效

降脂、降糖、降压	石榴汁含有多种氨基酸和微量元素，有软化血管、降血脂、降血糖和降低胆固醇等食疗作用。经常食用可预防冠心病、高血压和糖尿病的发生。
增进食欲	石榴含有石榴酸等多种有机酸，能助消化吸收，增进食欲。食欲不振和孕妇呕吐都可以通过食用石榴而得到缓解。
杀菌驱虫	石榴皮含有多种生物碱，有明显收敛、抑菌、抗病毒的作用，对痢疾杆菌有抑制、杀灭作用，对体内寄生虫有麻痹作用，尤其对绦虫的杀灭作用更强，可用于辅助食疗虫积腹痛、疥癣等症。
防癌抗癌	石榴所含的维生素 C 和胡萝卜素都是抗氧化剂，可防止细胞癌变；另外，石榴汁中的多酚含量比绿茶的高得多，是抗癌防癌的超级明星。
保护眼部皮肤	石榴含有花青素，可防止眼部肌肤被外界自由基伤害。

时令美食 DIY

石榴番茄汁

原料 石榴 1 个，番茄 1 个，冰水、蜂蜜各适量。

做法 ① 番茄洗净后切丁；石榴以手剥开，用汤匙刮取其果肉一两匙。

② 番茄、石榴子放入果汁机中，加入冰水，以慢速 3 分钟打至材料细碎成汁。

③ 加蜂蜜拌匀即可。

养生功效 石榴是秋季的产物，无论是生吃、榨汁还是熬汤都是不错的选择，搭配番茄榨汁，酸甜开胃，对食欲不振、消化不良、痢疾等症患者有益。

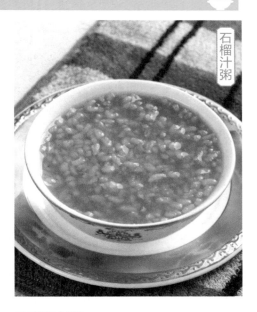

石榴汁粥

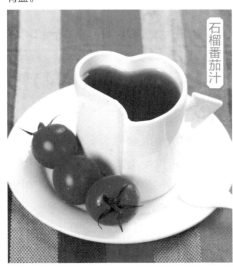

石榴番茄汁

石榴汁粥

原料 石榴 1 个，粳米 100 克，白糖适量。

做法 ① 将石榴洗净，去皮后榨汁，过滤，备用。

② 将粳米淘洗干净后入锅内加水煮粥；待熟时加入石榴汁、白糖调匀即可。

养生功效 此粥能够健脾益气、养阴生津，可用于津伤口渴、久泻、久痢等症的食疗保健。

木瓜 ——甜美可口的"百益果王"

味酸，性温，《本草纲目》
记载木瓜"入手、足太阴，
为脾胃药，非肝药"。

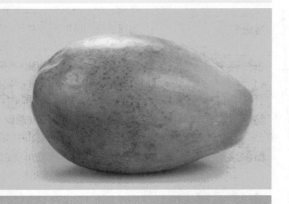

采收时间 9月 10月

木瓜，又称乳瓜、番木瓜、文冠果，果皮光滑美观，果肉厚实细致、香气浓郁、汁水丰多、甜美可口、营养丰富，素有"百益果王"之称。

成熟期

一般来说，木瓜在9月~10月果皮呈绿黄色时采收，可生食或熟食。

主要产地

分布于华东、华中及西南各地。

适合人群

一般人群均可食用。尤其适合慢性萎缩性胃炎患者、缺奶的产妇、风湿筋骨痛患者及消化不良、肥胖患者食用。

选购储存

1.选购木瓜时，应选果实为长椭圆形，颜色鲜绿并略带黄色、红色，果皮光滑洁净，果蒂新鲜，摸起来较硬，拿起来较重，表皮无损伤，香味浓郁且子少的。皮比较软的木瓜是过熟的，不宜购买。

2.成熟的木瓜果肉很软，不易保存，购买后要立即食用。若不马上食用，则可选购尚未熟透的，将其放置在通风阴凉处，待果蒂连接处渐软即可食用。若想让木瓜加速熟黄，也可将其埋在米中。

食用禁忌

我们所说的食用木瓜是产于南方的番木瓜，可以生吃，也可作为蔬菜和肉类一起炖煮。而用于治病的则多采用宣木瓜，又名皱皮木瓜，不宜鲜食。

孕妇及过敏体质者忌食。

154

养生功效

美容润肤	木瓜所含的木瓜酵素能促进肌肤代谢，帮助溶解毛孔中堆积的皮脂及老化角质，使皮肤变得光洁、柔嫩、细腻。
抗菌杀虫	木瓜所含的番木瓜碱和木瓜蛋白酶具有抗结核杆菌及寄生虫的作用，故可用于杀虫抗痨的食疗方。
健脾消食	木瓜中的木瓜蛋白酶可将脂肪分解为脂肪酸。现代医学发现，木瓜含有的蛋白分解酵素，能消化蛋白质，有利于人体对食物进行消化和吸收，故木瓜可健脾消食。
增强抵抗力	木瓜含有大量水分、碳水化合物、脂肪、多种维生素及人体必需的多种氨基酸，经常食用可增强人体的抗病能力。
防癌抗癌	木瓜所含的番木瓜碱有抗肿瘤的作用，并可阻止致癌物质亚硝胺的合成，对淋巴性白血病细胞具有抗癌活性。
缓解疼痛	木瓜果中的番木瓜碱还有缓解痉挛疼痛的作用，对腓肠肌痉挛有一定的辅助食疗作用。

时令美食 DIY

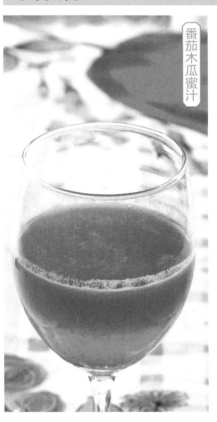

番茄木瓜蜜汁

番茄木瓜蜜汁

原料 番茄、木瓜、蜂蜜各适量。

做法 将上述食材以 5:8:1 的比例打汁调匀即可。

养生功效 番茄富含维生素 C、胡萝卜素、蛋白质、微量元素等，酸甜可口。木瓜能理脾和胃，对消化不良、吐泻等疾病有食疗作用。此果汁富含大量的维生素 A，可有效防止孕期钙流失；其所含的酶类，可以促进孕妈妈妊娠期的代谢平衡。

木瓜鱼尾汤

原料 木瓜 250 克，草鱼尾 200 克，盐 1 茶匙，姜 3 片。

做法 ① 木瓜去核、去皮、切块。

② 起油锅，放入姜片，煎香草鱼尾。

③ 木瓜放入砂锅内，加适量水煮沸，再从砂锅中取出适量水加入鱼锅中，与已煎香的鱼尾同煮片刻。

④ 将鱼尾连汤倒回砂锅内，用小火煲 1 小时，加盐调味，即可饮用。

养生功效 草鱼尾能补脾益气，配以木瓜煲汤，则可通乳健胃，最适合产后女性饮用。

栗子——九月栗子笑哈哈

味甘，性温，《本草纲目》记载栗"健脾养胃，补肾强筋"。

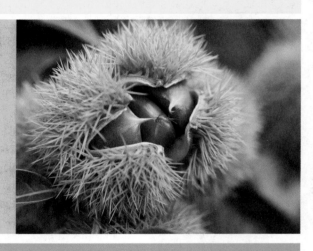

采收时间 9月 10月

栗子，又称板栗、毛栗。栗子素有"千果之王"的美称，可代粮，与枣、柿子并称为"铁杆庄稼""木本粮食"，与桃子、李子、杏子、枣子并列为我国古代五果。中国民谚有云："七月杨桃八月楂，九月栗子笑哈哈。"

成熟期

栗子树是中国最早培育的果树之一。栗子一般在秋季9月~10月成熟。

主要产地

我国华北、东北、西北地区的河北、山西、辽宁、陕西、甘肃等地。

适合人群

一般人群均可食用。高血压、冠心病、动脉硬化、骨质疏松等疾病患者宜常食；身体虚弱的儿童和老人宜常食；老年肾虚者，中老年腰酸腰痛、腿脚无力、小便频多者宜常食；气管炎咳喘、内寒泄泻者宜常食；小儿口舌生疮和成人口腔溃疡者宜常食。

选购储存

1. 选购栗子时，应以果实饱满、颗粒均匀、果壳老结、色泽鲜艳、无虫蛀口、无烂、无黑印者为佳。

2. 新鲜栗子容易霉烂，宜放置在干燥、阴凉通风处。如果栗子已经被剥开，最好用保鲜袋装起放入冰箱，以 -2℃保存为宜。储存前的栗子不能晒，因为晒后的栗子易坏，不能长期保存。

食用禁忌

栗子不可多吃，否则"反致伤脾"，有"气滞难消"的害处。脾胃虚弱、风湿病患者，应少食或者不食。

栗子容易霉烂变质，吃了发霉的栗子会中毒。因此，变质霉烂的栗子不能吃。

养生功效

抗衰老、延年益寿	栗子能活血止血，有补肾强筋、补脾健胃的食疗功效，对人体的滋补功能可与人参、当归等媲美。栗子所含的不饱和脂肪酸和维生素及矿物质，能预防动脉硬化、骨质疏松和高血压、冠心病等疾病，常食可抗衰老、延年益寿。
健脾、养胃、益肾	栗子又称"肾之果"，可辅助食疗肾虚，对老年肾虚、大便溏泄者特别有益。民间有句俗话："腰酸腿软缺肾气，栗子稀饭赛补剂。"栗子与粳米煮成的粥能健脾强胃，可增进食欲，特别适合胃功能不佳、脚腿无力的老年人。
缓解口腔溃疡	栗子含有丰富的核黄素，也就是维生素 B_2，常吃栗子对缓解口腔溃疡和日久难愈的口舌生疮极为有益。
舒筋活络、止痛止血	将生栗子捣烂成泥，敷于患处，对跌打损伤、筋骨肿痛有改善作用。

时令美食 DIY

栗子炖鸡

原料 栗子 150 克，母鸡 1 只（约 1500 克），姜 20 克，葱 30 克，盐、料酒各适量。

做法 ① 栗子洗净，去外壳；母鸡除去内脏，洗净切块；葱、姜洗净，把姜拍扁，葱留少许切葱花，其余打结，备用。

② 将锅置于火上，加入清水，放入鸡块，待其煮沸，撇去浮沫，加入栗子、料酒、姜块和葱结，将栗子和鸡肉炖至熟透，加入盐调味，盛出后撒葱花即可。

养生功效 此菜肴可以补血益气，常食可强身壮体、健脑益智，适宜身弱乏力、记忆力不佳及脑力劳动者食用。

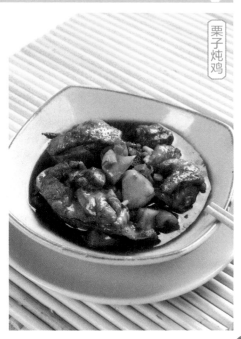

栗子炖鸡

鲈鱼 ——江上往来人，但爱鲈鱼美

味甘、淡，性平，《本草纲目》记载鲈鱼"健脾益肾，补气安胎"。

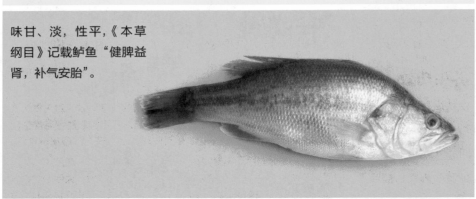

采收时间 | 1月 | 2月 | 3月 | 4月 | 5月 | 6月 | 7月 | 8月 | 9月 | 10月 | 11月 | 12月

鲈鱼，又称花鲈、鲈板等，与长江鲥鱼、黄河鲤鱼、太湖银鱼并称为"四大名鱼"，以松江鲈鱼最为有名。鲈鱼肉质细嫩、味美清香，营养和药用价值都很高。鲈鱼有多种烹饪方法，常见的有红烧、清蒸或做羹、汤，味道鲜美。鲈鱼亦可腌制食用，最有名的是鲈鱼脍。有诗赞曰："江上往来人，但爱鲈鱼美。"

成熟期

鲈鱼一年四季都有，但以9月~11月的成熟鲈鱼最为肥美，此时为捕捞的盛渔期，鱼肉所含的营养物质也最丰富。

主要产地

渤海、东海、黄海等地。

适合人群

一般人群均可食用。贫血头晕、妊娠水肿、胎动不安者宜常食。

选购储存

1. 选购鲈鱼时，一看颜色，以鱼身偏青色，鱼鳞有光泽、透亮者为佳；二看鱼鳃，翻开鳃呈鲜红者，表皮及鱼鳞无脱落的才是新鲜的；三看鱼眼，鱼眼清澈透明、无损伤痕迹者为佳；四看鱼身，用手指按一下鱼身，富有弹性表示鱼较新鲜，不要买尾巴呈红色的鲈鱼，这样的鱼身体有损伤，很快就会死掉。

2. 鲈鱼大小以750克左右为佳，若太小没多少肉，生长的时间不够，太大则肉质粗糙。

3.鲈鱼买回后尽量一次吃完。如数量较多，可去除内脏，清洗干净，擦干水分，用保鲜膜包好，放入冰箱内冷藏，在一两天内食用。冷冻后可保存一段时间，但味道不如新鲜的好。

食用禁忌 !

患有皮肤病、疮肿者忌食鲈鱼。

鲈鱼肝有毒，忌食。

养生功效 👍

补益肝肾	鲈鱼具有补肝肾、益脾胃、化痰止咳的食疗作用，对肝肾不足的人有很好的补益作用。
补血安胎	鲈鱼能安胎、补中，对胎动不安、妊娠期浮肿、产后少乳等症有食疗作用，对准妈妈、产后妇女来说是健身补血、健脾益气、益体安康的佳品。
有益骨骼健康	鲈鱼含丰富的蛋白质，对儿童、中老年人的骨骼组织有益。

时令美食 DIY

清蒸鲈鱼

原料 鲈鱼1条(约600克),鸡汤50毫升,姜片、葱丝、葱粒、姜粒、盐、料酒、酱油各适量。

做法 ① 将鲈鱼收拾干净，擦净身上多余水分后放入蒸盘中；将姜片、葱丝放入鱼盘中，倒入盐、酱油、料酒。

② 蒸锅中加适量水，大火烧开后放入鱼盘，大火蒸7~9分钟后立即取出，拣出姜片、葱丝；鸡汤烧开后，浇在鱼身上，用葱粒、姜粒装饰即可。

养生功效 秋季是鲈鱼最为鲜美的时节，清蒸也是鲈鱼最为常见的烹饪菜式。此菜肴有补中气、滋阴、开胃、催乳等食疗功效，适宜脾胃虚弱、食少体倦或气血不足、伤口久不愈合、脾虚水肿、肝肾不足、筋骨不健、胎动不安、产后少乳者食用。

姜丝鲈鱼汤

原料 鲈鱼1条，老姜20克，米酒、香油各适量。

做法 ① 鲈鱼洗净，切块备用；老姜切丝。

② 锅内放少许香油，烧热后放入鱼块，煎至发白后倒入米酒，淹没鱼身即可。

③ 放入姜丝，大火烧沸，至鱼汤变浓、变白，再煮15分钟出锅即可。

养生功效 鲈鱼的脂肪含量低，不饱和脂肪酸占总脂肪量的80%，心血管疾病患者食用大有裨益。常饮此汤可健身补血，适于儿童、老人、孕妇及贫血患者做食疗保健品食用。

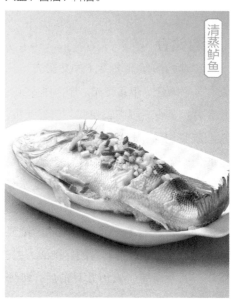

159

河蟹——金秋送爽，持蟹斗酒赏菊

味咸，性寒，《本草纲目》记载蟹"养筋活血，补骨添髓"。

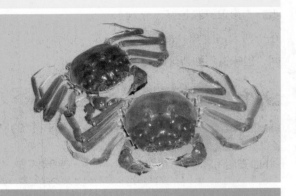

采收时间 9月 10月 11月

河蟹，又称螃蟹、毛蟹，是一种营养丰富的特种水产品。我国吃蟹的历史十分久远，可以上溯到西周时期，直到今天，在金秋时节持蟹斗酒、赏菊吟诗，仍是人们的一大享受。可见河蟹是公认的食中珍味。

成熟期

一般来说，河蟹的寿命为1~3年。吃河蟹有"九雌十雄"的说法，意思是说农历九月吃蟹要吃母的，十月才能吃到膏肥味美的公蟹。总体来说，每年的9月~11月是河蟹最肥美的时候。

主要产地

河蟹全国各地均有养殖，但以江苏阳澄湖大闸蟹、江苏固城湖大闸蟹、湖北梁子湖大闸蟹、天津紫蟹、浙江南湖蟹、江西军山湖大闸蟹以及河南秋水湖蟹最为有名。

适合人群

一般人群均可食用。跌打损伤、筋断骨碎、瘀血肿痛者宜食。

选购储存

1. 选购河蟹要多看：一看蟹壳，凡壳背呈黑绿色、带有亮光，则肉厚壮实；凡壳背呈黄色，则肉较瘦弱。二看肚脐，凡肚脐突出的，均肥膏满脂；凡肚脐凹进的，则膘体不足。三看螯足，凡螯足上绒毛丛生，都膘足老健；凡螯足无绒毛，则体软无膘。四看活力，将河蟹仰放，腹部朝天，凡能迅速翻身爬行的，则显得老健；凡不能翻身爬行的，则活力差、质次。五看雄雌，农历九月前后，雌蟹性腺成熟，肉丰满（雌蟹腹部的盖子是圆的）；农历十月之后，雄蟹性腺成熟，肉丰满（雄蟹腹部的盖子是尖的）。

2. 如果买回的河蟹过多，一次吃不完，可以把河蟹捆好，上面铺上湿毛巾，放在冷藏室里，这样可以保存一周左右。

食用禁忌 !

河蟹性寒，不要一次吃过多。对河蟹有过敏史，或患荨麻疹、过敏性哮喘、过敏性皮炎的人，尤其是过敏体质的儿童、老人、孕妇最好不要吃。

不能食用死河蟹，煮熟后不宜久存。

养生功效 👍

补充营养	河蟹的蛋白质含量高、质量好，钙、磷和维生素A的含量也较高。此外，还含有脂肪、核黄素及少量碳水化合物等。
补骨添髓、养筋活血	《中药大辞典》中记载蟹可"清热、散血、续绝伤、治筋骨损伤、疗癣、漆疮、烫伤"。
补充维生素A	蟹黄含有较多的维生素A，能维持正常视觉功能，促进免疫球蛋白的合成，维持骨骼正常生长发育，促进生长。因此，常食蟹对儿童发育不良、皮肤干燥、干眼病、夜盲症、老年斑等症有很好的调理作用。
补钙、抗结核	河蟹含钙量高，适宜儿童佝偻病患者和老年骨质疏松患者食用。研究发现，河蟹还有抗结核作用，吃河蟹对结核病患者的康复大有益处。

时令美食 DIY ♨

蟹味鲜粥

原料 鲜虾1只，河蟹1只，大米、盐各适量，姜、葱各1小段，香菜少许。

做法 ① 将鲜虾去皮，去沙线，切碎；河蟹蒸熟后，去壳，挑出蟹肉，切碎；香菜洗净，切末。
② 将大米和水放入锅中，煮至八成熟，然后将鲜虾末、蟹肉末、水、姜段、葱段入锅，同煮至黏稠，最后加盐，撒上香菜末，再煮1分钟即可。

养生功效 养生学家提倡在秋季多喝粥，因为温润软滑的粥不仅能养胃，更是秋季去燥的佳品。此膳可滋阴清热、活血化瘀，适宜阴虚火旺又易生疮的患者食用，老年人及骨质疏松者也可常食。

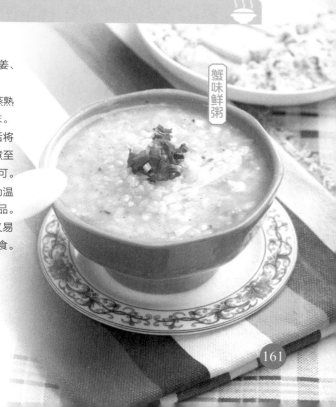

蟹味鲜粥

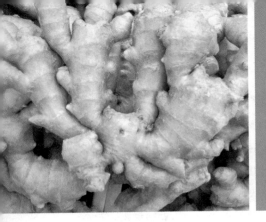

菜花——防癌抗癌，十字花科之王

味甘，性凉，《本草纲目》记载菜花"补肾填精，健脑壮骨"。

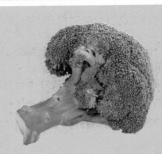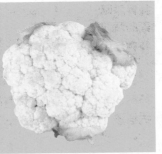

采收时间　2月　3月　4月　10月　11月　12月

　　菜花，又称花椰菜、花菜等，有白、绿两种，绿色的又叫西蓝花、青花菜，是一种十字花科的蔬菜，为甘蓝的变种。菜花质地细嫩、味甘鲜美，食后极易消化吸收。

成熟期

　　菜花性喜冷凉，属半耐寒蔬菜，每年春季2月~4月收获的菜花在上一年10月~12月播种；秋季菜花在6月~8月播种，10月~12月收获。

主要产地

　　全国各地均有栽培。

适合人群

　　一般人群均可食用。食欲不振、消化不良、心脏病、脑卒中患者宜常食；生长发育期儿童宜常食。

选购储存

　　1. 选购菜花时，以花球完整紧密、表面无绽裂、色淡洁白、新鲜脆嫩者为佳。花序松散、生长过于成熟的菜花，质量稍差。

2.菜花最好即买即吃，即使温度适宜，最好也别存放 3 天以上。

食用禁忌 !

菜花没有特别的食用禁忌。不过在烹调菜花时，为了减少维生素的损失，不适合水煮，适宜大火速炒。

养生功效 👍

保护血管	菜花是含有类黄酮最多的食物之一，类黄酮可以防止感染，防止胆固醇氧化，阻止血小板凝结成块，是最好的血管清理剂，可预防心脏病与脑卒中。多吃菜花还能加强血管壁的韧性。
抗癌	菜花中含的异硫氰酸酯和吲哚等，已经被证实具有很好的抗癌作用。
强壮骨骼	菜花内含有的维生素 K 具有强化骨骼的作用，少年儿童食用可增强抵抗力，促进生长发育，维持牙齿、骨骼和身体的正常功能。
调节人体免疫力	菜花的维生素 C 含量极高，不但有利于人体的生长发育，更重要的是能调节人体免疫力，促进肝脏解毒，增强体质，提高抗病能力。
排毒清肺	菜花含有一种活性化合物硫莱菔子素，能帮助免疫系统清理肺部积聚的有害细菌。

时令美食 DIY

香菇炒西蓝花

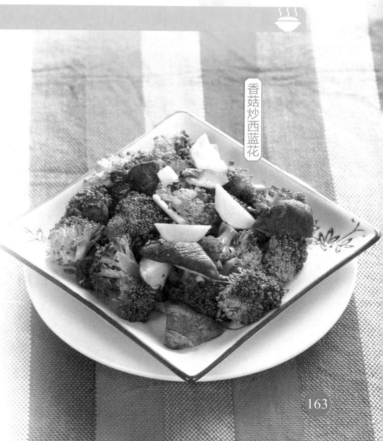

香菇炒西蓝花

原料 西蓝花 250 克，干香菇 15克，葱、姜、盐各适量。

做法 ① 把西蓝花择洗干净，切成小块，放入淡盐水中浸泡片刻，然后捞出，再放入沸水中略焯一下。捞出沥干水分，备用。

② 干香菇用温水泡发，去蒂、洗净，切块；葱切丝；姜切片。

③ 油锅烧热，放入葱丝、姜片爆香。

④ 下香菇、西蓝花翻炒，将熟时，加盐调味，再翻炒几下即可。

养生功效 常食此菜肴有健脾开胃、调节免疫力的食疗功效。特别适宜中老年人，小孩及脾胃虚弱、消化功能不强者，癌症患者食用。

白菜 ——冬日白菜美如笋

味甘，性平，《本草纲目》记载白菜"益胃生津，清热除烦"。

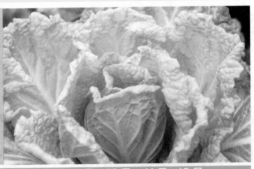

采收时间 1月 2月 4月 5月 6月 7月 8月 9月 10月 11月 12月

　　白菜，又称菘、大白菜、包心白菜，是人们生活中经常食用的一种蔬菜。白菜味道鲜美，营养丰富，素有"菜中之王"的美称。白菜炖、炒、熘、拌、做馅、做配菜都可以。在我国北方的冬季，白菜更是餐桌上的常客，有"冬日白菜美如笋"之说。

成熟期

　　白菜按播种的季节不同分为春白菜、夏白菜和秋冬白菜三种，分别在4月~5月、6月~9月、10月至次年2月上市。一般来说，10月~11月是白菜大量成熟上市的季节，此时的白菜是餐桌上主要的时令蔬菜。

主要产地

　　全国各地均有栽培。

适合人群

　　一般人群均可食用。肺热咳嗽、便秘、肾病患者宜常食。女性宜多吃。

选购储存

　　1. 选购白菜时，以菜身干洁、菜心结实、菜叶嫩、形状圆整、菜头包紧者为佳。有虫害、松散、茎粗糙、叶子干瘪发黄的白菜质量较差。

　　2. 冬天白菜可用无毒塑料袋保存，如果室内温度过低，可在蔬菜的根部套上食品袋，然后把口扎紧；如果温度在0℃以上，可在白菜叶上套上塑料袋，口不用扎，根朝下戳在地上即可。

食用禁忌

　　白菜切开后，营养素容易流失，故切开的白菜不宜存放过久，要及时食用。

　　忌食隔夜的熟白菜和未腌透的白菜。

　　腹泻者及气虚胃寒者应少吃白菜。

养生功效

预防坏血病、心血管疾病	白菜含有丰富的维生素 C，可缓解牙龈出血，预防坏血病，对预防动脉粥样硬化及心血管疾病也有一定的食疗功效。
愈合伤口	白菜所含有的微量元素锌具有生血功能，对伤口愈合也有很好的食疗作用。
促进排便	白菜中的膳食纤维能刺激胃肠蠕动，帮助消化，保持大便通畅，促进排便，防止大便干燥。
预防乳腺癌	乳腺癌的发生与雌激素水平异常密切相关，白菜含有一种化合物叫吲哚 -3- 甲醇，会使体内能帮助分解雌激素的酶数量增加，常吃白菜有助于预防乳腺癌的发生。
护肤养颜	白菜含有丰富的维生素 C、维生素 E，多吃白菜可起到很好的护肤和养颜效果。冬季空气干燥，寒风对人的皮肤伤害很大，多吃白菜可护肤养颜。

时令美食 DIY

胡萝卜丝拌白菜

原料 白菜 200 克，胡萝卜 100 克，橄榄油 5 毫升，葱、醋、五香粉、盐各适量。

做法 ① 白菜、胡萝卜洗净，切细丝；葱切丝。
② 将白菜丝、胡萝卜丝、葱丝与盐、醋、五香粉、橄榄油调拌均匀，即可食用。

养生功效 在寒冷的冬季，吃多了大鱼大肉，不妨吃一盘鲜嫩可口的胡萝卜丝拌白菜试试。本菜肴既能够益气开胃，又可以补脾益肾、补充钙质。

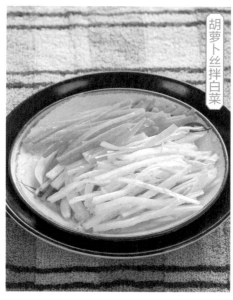

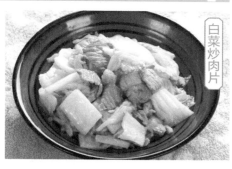

白菜炒肉片

原料 猪瘦肉 50 克，白菜 250 克，水发香菇、料酒、酱油、盐、鸡精、醋、葱、姜、蒜各适量。

做法 ① 将白菜洗净，切成薄片，入沸水中焯一下捞出，放凉，沥净水。
② 将猪瘦肉洗净，切成薄片；香菇洗净，切成小片；葱、姜、蒜均切成末。
③ 锅加油烧热，放入葱末、姜末、蒜末炝锅，放入肉片略炒至呈白色，放入香菇片、白菜片、料酒、酱油、盐炒匀，烹入醋，加鸡精，炒匀出锅装盘即成。

养生功效 白菜可以说是寻常百姓家中冬季的当家菜，"可塑性"极强，白菜和猪肉同煮，即增加了菜肴的滋养性，荤而不腻、素而不淡，也使得营养更加全面，具有滋阴养颜、和血润肤、润肠通便的食疗效用。

山药 ——秋冬最佳滋补食物

味甘，性平，《本草纲目》记载
山药"益肾气，健脾胃，止泄痢，
化痰涎，润皮"。

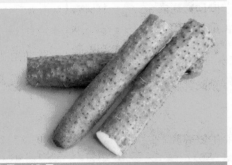

采收时间 1月 7月 8月 9月 10月 11月 12月

山药，又称薯蓣、怀山药、淮山药、土薯等，是薯蓣科薯蓣属山药的块根。山药以河南省新乡（古怀庆府）所产的铁棍山药最为著名，故又称"怀山药"。山药既可作主粮，又可作蔬菜，可单独煮、蒸食用，可以与其他蔬菜、肉类一起炒、炖，也可以蘸糖做成小吃。

成熟期

山药每年秋、冬季节成熟，但因地域、品种的不同，成熟季节也有所差异，大部分的山药在7月~11月成熟，也有的品种在12月至第二年1月成熟。山药耐寒，正常的露地山药收获期很长，如果就地储存可从第一年7月~8月延迟至第二年4月~5月采收，但基本上山药大量集中采收的时间在霜降前后。大棚里的山药因水分含量高、淀粉含量少，不耐储存，一般都会随挖随卖。

主要产地

河南、山东、山西、河北等地。

适合人群

一般人群均可食用。糖尿病患者、腹胀患者、病后虚弱者、慢性肾炎患者、长期腹泻者宜常食。

选购储存

1. 选购山药时，以茎干笔直、粗壮，粉性充足，颜色洁白者为佳。水分多的山药作蔬菜炒食口感好，但药用时还是淀粉含量多的山药最好。

2. 从外表上看，表皮光洁无异常斑点的山药，才可放心购买。发现表皮上有异常斑点的山药绝对不能买。如果是切好的山药，则要选择切开处呈白色的。

3. 冬季选购山药时要注意，用手握

住山药几分钟，如山药"出汗"，有水渍，就是受冻了；如发热就是未受冻的。掰开山药看，冻过的山药横断面黏液会化成水；冻过回暖的有硬心且肉色发红。

4. 如果需长时间储存，应该把山药放入木锯屑中包埋。如果整支山药尚未切开，可存放在阴凉通风处。

食用禁忌 !

山药有收涩的作用，大便干燥及便秘者不宜食用；另外有实邪者忌食山药。

山药黏液容易造成皮肤瘙痒，因此，洗切山药时宜戴一次性塑料手套，也可切完用火烤一下手或用温水洗手。

养生功效 👍

补脾胃	山药所含有的淀粉酶、多酚氧化酶等物质，可增强脾胃的消化吸收能力，不论脾阳虚还是胃阴虚患者，皆可食用。脾胃虚弱的人在秋冬进补前多吃点山药，更有利于补品的吸收。
净化血管	山药含有大量的黏液蛋白、维生素及矿物质，能有效阻止血脂在血管壁的沉淀，预防心血管疾病，具有益志安神、延年益寿的食疗功效。
稳定血糖	山药含有可溶性纤维，能推迟胃内食物的排空，控制饭后血糖升高。
滋阴润肺、美容	山药含有薯蓣皂苷，有润滑、滋润作用，可益肺气，养肺阴，对肺虚痰嗽久咳有食疗作用。因山药能补肺止咳，肺主皮毛，故食山药便可通过补肺而达到润皮毛、益颜色的美容目的。同时，山药中的薯蓣皂苷还是合成女性激素的先驱物质，有滋阴补阳、增强新陈代谢的食疗功效。

时令美食 DIY 🍲

排骨山药汤

原料 山药 200 克，排骨 500 克，姜片、盐各适量。

做法 ① 山药去皮，洗净，切段；把排骨放在热水中焯一下，撇去浮沫，用热水洗净。
② 砂锅内加入八成满的水，放入排骨，大火烧开，放入姜片，小火煲汤 1 小时。
③ 加入山药段、盐，小火煲 30 分钟左右即可。

养生功效 排骨山药汤应该是家常羹汤里常见的汤水，不仅开胃消食，还能补充体力，有增加身体抵抗力的食疗功效。这是因为山药所含的淀粉、黏液质、脂肪和蛋白质，极易消化，能改善虚弱体质与消除疲劳。妇女贫血或习惯性流产者，可常食山药汤以改善症状。

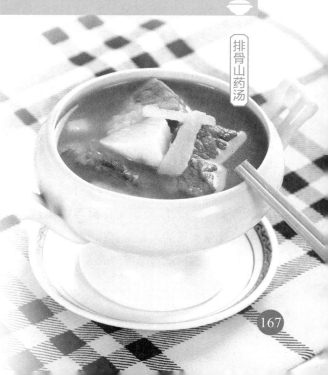

排骨山药汤

胡萝卜 ——冬天里的"小人参"

味辛、苦，性微寒，《本草纲目》记载胡萝卜"健脾和胃，补肾养血"。

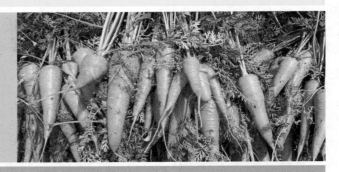

采收时间 10月 11月

胡萝卜，又叫红萝卜、黄萝卜、番萝卜、丁香萝卜、赤珊瑚、黄根等。胡萝卜是一种质脆味美、营养丰富的家常蔬菜，素有"小人参"之称，是日常生活中非常受人喜爱的大众蔬菜之一。在欧美各国，胡萝卜被视为营养丰富的上等蔬菜，制作西餐时是不可缺少的配菜之一。

成熟期

胡萝卜有早熟品种和晚熟品种，收获时间相差1个月左右。一般来说，大部分胡萝卜在10月~11月收获。

主要产地

山东、河南、浙江、云南等地。

适合人群

一般人群均可食用。

长期熬夜、喝酒、超时工作或服用大量药物的人以及因工作原因需接触特殊化学物质的人宜常食。

血压偏高或容易浮肿的人宜常食。

有癌症病史或癌症家族史的人宜常食。

经常感冒的人宜常食。

选购储存

1.挑选胡萝卜时以颜色鲜艳、摸起来硬硬的为佳，带有菜头的胡萝卜，不够甜。如果发现胡萝卜稍微发青，吃前应把发青部分削掉，因为这部分可能略有苦味。

2.胡萝卜储存时放在冰箱的蔬菜盒里保存就可以，但时间别太久。别把胡萝卜和苹果一同放入冰箱，因为苹果会释放乙烯，从而增加胡萝卜中味道苦涩的异香豆素含量。

食用禁忌

食用胡萝卜不宜过量，大量摄入胡萝卜素会令肤色略微变黄。

未育女性过多食用胡萝卜，摄入大量的胡萝卜素可能会引起闭经和影响卵巢的正常排卵功能，因此准备怀孕的女性切忌多食胡萝卜。

养生功效

防癌抗癌	胡萝卜含有木质素，能调节人体免疫功能，抑制癌细胞的生长。研究发现，肿瘤患者接受化疗时，若能多吃些胡萝卜，可以减轻化疗反应。
有益视力	胡萝卜所含的胡萝卜素在人体内可以转化成对视力有益的维生素 A，可调节视网膜感光物质的合成，缓解夜盲症和眼睛干涩，提高眼睛对昏暗光线的适应力，维护眼睛的健康。
降压、促生长	胡萝卜所含有的胡萝卜素可促进幼儿的骨骼健康发育。胡萝卜含有的琥珀酸钾盐有降低血压的作用。
调节免疫力	长期生活在密封空调环境中或城市污染较严重的外部环境中，会影响呼吸道黏膜的防御功能，抗病能力也会下降。因此，上班族应当多吃胡萝卜，保持体内维生素 A 的摄入量，调节自身免疫力。
通便排毒	胡萝卜含有植物纤维，吸水性强，在肠道中体积容易膨胀，可促进肠道的蠕动，通便排毒。

时令美食 DIY

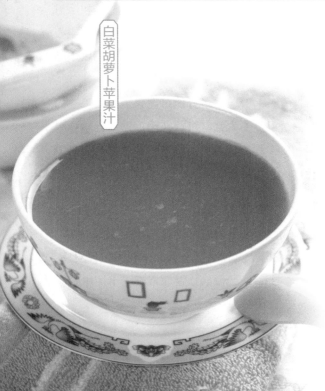

白菜胡萝卜苹果汁

白菜胡萝卜苹果汁

原料 白菜、胡萝卜各 100 克，苹果 1 个（约 200 克）。

做法 ① 将白菜洗净，切小块；胡萝卜洗净，切小丁；苹果洗净，去蒂除核，切小丁。

② 将白菜块、胡萝卜丁、苹果丁分别放入榨汁机中榨汁。

③ 将三种食材所榨的汁混合后调匀即可。

养生功效 胡萝卜富含膳食纤维，吸水性强，在肠道中体积容易膨胀，可促进肠道的蠕动，从而利膈宽肠，通便防癌；苹果中的果胶和鞣酸有收敛作用，可将肠道内积聚的毒素和废物排出体外。这款蔬果汁是一款排毒养颜、可以为身体减负的好饮品。

萝卜——萝卜熟，医生哭

味辛、甘，性凉，《本草纲目》记载萝卜"清热生津，化痰止咳，消食下气"。

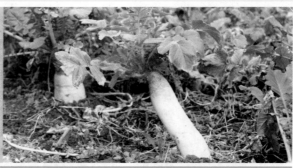

采收时间 7月 8月 10月 11月

萝卜，又名莱菔，根肉质，长圆形、球形或圆锥形。萝卜品种极多，常见的有红萝卜、青萝卜、白萝卜、水萝卜和心里美等。萝卜营养丰富，具有很好的食用、药用价值。民间有"十月萝卜小人参""萝卜熟，医生哭""冬吃萝卜夏吃姜，不劳医生开药方"等说法。

成熟期

依照萝卜的栽培季节，分夏萝卜和秋萝卜两种，夏萝卜5月~6月播种，7月~8月成熟收获；秋萝卜7月~8月播种，10月~11月成熟收获。

主要产地

全国各地均有栽培。

适合人群

一般人群均可食用。头屑多、头皮痒、咳嗽、鼻出血者宜常食。

选购储存

1.选购萝卜时，要遵守以下原则：第一，以根形圆整、表皮光滑者为优。一般来说，皮光的往往肉细，所以皮光是第一条。第二，分量较重，掂在手里沉甸甸的为优，这样可以避免买到空心萝卜。第三，买萝卜不能贪大，以中型偏小的为首选。

2.萝卜最好能带泥存放，如果室内温度不太高，可放在阴凉通风处。如果买到的萝卜已清洗过，可用纸包起来放入塑料袋中保存。

食用禁忌

萝卜为寒凉蔬菜，阴盛偏寒体质者、脾胃虚寒者不宜多食。身体虚弱、胃溃疡、十二指肠溃疡、慢性胃炎、单纯甲状腺肿患者不宜多食。

养生功效

帮助消化	萝卜含有大量的淀粉酶、芥子油和糖化酶，能促进胃肠蠕动，增强食欲，帮助消化。
清热降火、化痰平喘	食用萝卜可以止咳化痰、清热降火，能清除肺胃积热。萝卜洗净切片或丝，加糖食用，有降气、化痰、平喘的食疗功效，适合患有急、慢性气管炎或咳嗽痰多、气喘者食用。
防癌抗癌	萝卜所含有的维生素 A、维生素 C，具有抑制癌细胞生长的作用；萝卜含有一种糖化酶，能分解食物中的亚硝胺，具有防癌作用；萝卜含有丰富的膳食纤维，能促进胃肠蠕动，增强排便功能，使大肠保持通畅，能预防大肠癌和结肠癌的发生。
补钙	萝卜含钙量较高，可改善糖尿病患者的骨质疏松症。
预防动脉硬化	萝卜含有大量的 B 族维生素、维生素 C、维生素 D 及钙、铁、磷等，常食对预防动脉粥样硬化十分有益。

时令美食 DIY

萝卜火腿汤

原料 白萝卜 100 克，火腿肉 150 克，葱末、胡椒粉、盐各适量。

做法 ① 将白萝卜洗净，切薄片，水煎去渣取汁。
② 萝卜汁中加适量清水（最好是鸡汤），加入火腿肉（切长条薄片），煮沸后加入适量盐、葱末、胡椒粉调味即成，可佐餐食用。

养生功效 俗话说，"冬吃萝卜夏吃姜，不劳医生开药方"，寒冬时节吃萝卜是再好不过了。本汤具有消积滞、化痰清热、下气宽中、解毒之食疗功效。可作为美容、止咳、消除疲劳、增强体力等的食疗保健品。

萝卜炖牛腩

原料 牛腩 300 克，白萝卜 400 克，姜片、盐、八角、胡椒粉各适量。

做法 ① 牛腩切成块，用水冲净血污；白萝卜洗净，切成块状。
② 锅放水，烧开，把牛腩块、白萝卜块分别放入水中焯一下。
③ 将焯好的牛腩及姜片、八角放入炖盅内，加

适量水，放在火上烧沸，撇去表面浮沫，盖好盖，用小火煲 2 小时左右。
④ 至牛腩七八成熟时，掀开盖，加入白萝卜块，再盖好盖继续用小火炖 1 小时左右，至牛腩和白萝卜块烂熟时，放入盐、胡椒粉调味即可。

养生功效 寒冬食牛肉可暖胃，是该季节的补益佳品；白萝卜能调节人体免疫功能，两者同食可提高抗病能力。

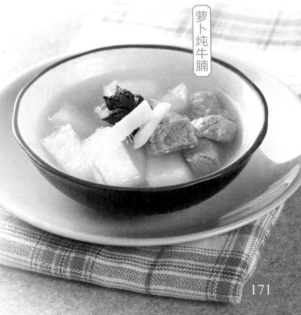

萝卜炖牛腩

171

柿子——润肺化痰护血管

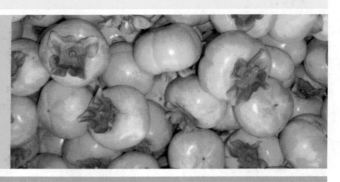

味甘、微涩，性寒，《本草纲目》记载柿子"润肺化痰，涩肠止痢"。

采收时间 10月

柿子，又名朱果，味甘而多汁，是人人喜欢的水果。秋、冬季采收，经脱涩红熟后，去皮鲜用。与苹果相比，柿子的维生素 A、维生素 C、钙、硒等成分含量均占优。柿子可制成柿干、柿饼，还可冷冻成冻柿子食用。

成熟期

柿子每年10月左右成熟。

主要产地

河南、山西、陕西、河北等地。

适合人群

一般人群均可食用。大便干燥、高血压、甲状腺疾病患者宜常食；长期饮酒者宜多食。

选购储存

1. 柿子分甜柿子和涩柿子两种。甜柿子成熟时是甜的，涩柿子成熟时需要再脱涩才能食用。成熟的柿子又分熟硬柿和熟软柿两种。选购新鲜的熟硬柿时，

要挑颜色黄青、有光泽、甜而不涩、表面没有黑色斑点的；新鲜的熟软柿颜色鲜亮，表皮光滑、完整，无酸涩的味道。

2. 成熟的柿子可放在冰箱内冷藏，不会影响色泽和味道。未完全成熟的鲜柿不宜放在冰箱内，最好放在通风、阴凉、干燥的环境中，待其自然软化脱涩。经特殊处理除去涩味的柿子，若长时间存放会变软、变质。放入冰箱冷藏可保存3~5天。

3. 除初冬鲜食外，柿子还可做成冻柿子或柿饼食用，可保存很长时间不变质。

食用禁忌

不要过量食用柿子。柿子含有较多的单宁，具有收敛性，多食会口涩、大

便干燥。一般来说，不空腹的情况下，每次吃柿子以不超过200克为宜。

柿子性寒，凡脾胃虚寒、痰湿内盛、外感咳嗽、脾虚泄泻、疟疾症患者均不宜食。

患有慢性胃炎、消化不良等胃动力障碍及胃大部切除术后的人，不宜食柿子，因为柿子中的鞣酸会加重胃部不适。

贫血患者应少吃为好。柿子含单宁，易与铁质结合，妨碍人体吸收食物中的铁质。

糖尿病患者勿食，吃后很易使血糖快速升高。

柿子皮不能吃。

养生功效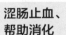

涩肠止血、帮助消化	柿子中含有大量的有机酸和鞣质，能帮助胃肠对食物进行消化，增进食欲，又因酸性收敛，故有涩肠止血的食疗作用。
增强心血管功能	柿子中含有黄酮苷，可降低血压，软化血管，增加冠状动脉血流量，改善心血管功能，有效预防冠心病、心绞痛等疾病。研究发现，每天吃一个中等大小（约100克）的柿子，就有助于预防由动脉硬化引发的心脏病、脑卒中等病症的发生。
改善甲状腺肿大	柿子里含有大量的维生素和碘，可辅助食疗因缺碘而导致的甲状腺肿大。
美容、减肥	经常吃柿子能明显淡化面部的黑斑，因此柿子还具有美容功效。用一个青柿子与30克桑枝一起水煎，每天喝一两次，能起到减肥的作用。
醒酒	柿子还能促进血液中乙醇的氧化，有助酒精的排泄，减少酒精对人体的伤害，起到醒酒解醉的效果。

时令美食DIY

柿子汁

原料 柿子300克，牛奶200毫升。

做法 ① 将柿子洗净，去皮，用纱布挤汁备用。

② 将柿子汁加入牛奶中，调匀即可饮用。

养生功效 本品有润肺止咳、生津止渴、涩肠、降血压的食疗功效，适宜肺炎干咳、口渴者食用。但柿子性寒，凡脾胃虚寒、泄泻、风寒感冒以及空腹者均不宜服食。

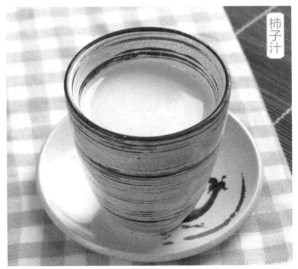

柿子汁

柚子——象征团圆的"橘中之王"

味甘、酸，性凉，《本草纲目》记载柚子"生津止渴，和胃降逆"。

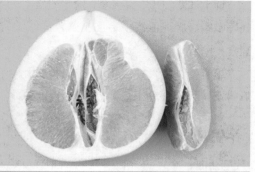

采收时间 1月 2月 9月 10月 11月

柚子，是柑橘类中最大的果品，号称"橘中之王"，为芸香科常绿果树柚的果实。柚子的果实小的如柑或者橘，大的如瓜，黄色的外皮很厚，食用时需要去皮吃其瓤粒，果肉较粗，味道酸甜可口，有的略带苦味。

成熟期

通常柚子在10月~11月成熟，而早熟品种9月即可上市，晚熟品种可迟至第二年1月~2月成熟。

主要产地

广东、广西、福建、台湾、浙江、四川、江西、陕西等地。

适合人群

一般人群均可食用。胃病、消化不良者，慢性支气管炎、咳嗽、痰多气喘者，心、脑、肾病患者尤其适合食用。

选购储存

1.选购柚子时，以芳香浓郁、果皮呈淡黄色、饱满有光泽者为佳。不要挑选细颈葫芦形的柚子。体积相同时，宜选分量重的，这样的柚子水分多、味道甜、不发苦。轻轻按压时若能觉察到柚子皮下的海绵瓤较薄，可触及内层，说明质佳。

2.储存柚子很简单，只需要用塑料袋将其密封起来，放在阴凉、干燥的环境中，可保存数日。

食用禁忌

柚子性凉，脾胃虚寒、大便溏薄者不宜食用。正在服用某些药物的患者，如降血脂类、避孕药、抗生素等药物时，最好不要吃柚子，否则会减弱药效。

养生功效

预防心脑血管疾病	柚子含有生理活性物质柚皮苷，可降低血液的黏滞度，减少血栓的形成，故对脑血管疾病，如脑卒中等有较好的预防作用。
控制血糖	柚子的鲜果肉中含有类胰岛素成分，可控制血糖，常食对血糖高者很有益处。
促进伤口愈合	柚子所含的天然维生素 P 有加速复原受伤的皮肤组织功能，常食可促进伤口愈合，对败血病有一定的食疗效果。
增强体质	柚子有增强体质的食疗功效，能使身体更容易吸收钙及铁质；所含的天然叶酸，孕妇常食可预防贫血，促进胎儿发育。
利咽、润喉	每天饮用柚汁的人较少出现呼吸系统疾病，尤其是感冒、咽喉疼痛时，吃一瓣鲜柚能令人感到舒适自然。

时令美食 DIY

苹果柚子沙拉

(原料) 苹果、柚子各 100 克，红椒、芹菜、白醋、盐、鸡精各适量。

(做法) ① 苹果洗净，切小丁；芹菜洗净，切段；柚子去皮，掰成小块；红椒去子，洗净，切小块。
② 锅放水烧热，下芹菜焯水，捞出沥干水分。
③ 将处理好的苹果、柚子、芹菜、红椒放在一个大碗内，加入白醋、盐、鸡精，搅拌均匀即可。

(养生功效) 清爽可口的苹果柚子沙拉可以说是都市女性瘦身的上佳美食。秋、冬时节柚子大量上市，以柚子为主原料制作成秋冬时令的水果沙拉，既能够缓解油腻，又美味可口，还可减肥瘦身。

蜂蜜柚子茶

(原料) 柚子 500 克，蜂蜜、冰糖、盐各适量。

(做法) ① 把柚子清洗干净，放在 65℃ 左右的热水中浸泡 5 分钟，捞出擦干。
② 把柚子皮剥下来，把柚子皮里的白色内瓤刮掉，只留外面一层薄薄的黄色柚子皮。
③ 把黄色柚子皮切成细丝。在细丝里加少许盐腌制片刻。
④ 把柚子的果肉剥掉外膜，用勺子捣碎。
⑤ 把柚子皮、果肉、冰糖放入锅中，加适量清水煮开后，转小火，一边煮一边搅拌，熬至汤汁黏稠、柚子皮呈半透明状为止。
⑥ 汤汁冷却后，放入蜂蜜搅匀，然后装入大玻璃瓶中，放入冰箱保存。食用时取适量的温水冲服即可。

(养生功效) 蜂蜜柚子茶味道清香可口，有美白祛斑、嫩肤养颜的功效。蜂蜜具有一定的祛斑效果，柚子含维生素 C 比较高，有一定的美白效果。蜂蜜柚子茶能将这两种功效很好地结合在一起，常食可清热降火、嫩白皮肤。

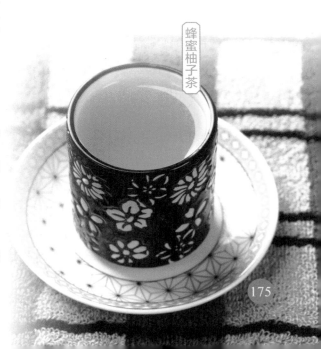

蜂蜜柚子茶

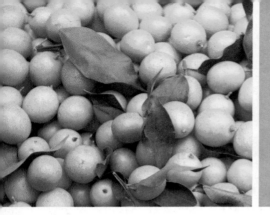

芹菜——平肝降压的首选食物

味甘、辛，性凉，《本草纲目》记载芹菜"清热除烦，平肝"。

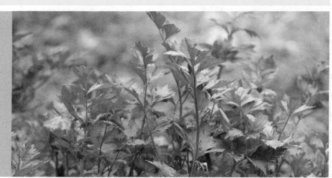

采收时间 　1月　2月　3月　5月　6月　7月　10月　11月　12月

芹菜，又叫芹、旱芹、蒲芹等，分水芹、旱芹两种，是深受人们喜爱的蔬菜之一。在我国种植的水芹品种有"本芹"和"西芹"，通常本芹的叶柄较细长，叶深绿；西芹的柄粗大，叶淡绿。芹菜既可炒食，又可凉拌，烹调方便。旱芹香味浓郁，又叫"香芹"，多作药用。

成熟期　

芹菜的种植随地域、品种的不同，成熟季节也有所差异，一般来说，1月~2月栽培的，5月下旬至7月采收；6月~7月栽培的，10月~12月采收；7月~8月栽培的，第二年1月~3月采收。

芹菜在华北地区露地栽培，秋季适宜芹菜生长的气候最长，所以产量最高、质量最好、栽培面积也最大，一般露地栽培的芹菜在11月~12月大量上市。

主要产地

河北遵化、山东潍县和桓台、河南商丘、内蒙古集宁等地。

适合人群

一般人群均可食用。高血压、动脉硬化、糖尿病、缺铁性贫血患者宜常食。经期妇女宜常食。

选购储存

1.选购芹菜时，以叶绿新鲜、梗掐脆断、株形完整、整体看起来发亮且美观者为佳。叶子黄的都是老的芹菜。不能买烂茎的芹菜。

2.常见的芹菜有空心芹菜和实心芹菜两种。实心芹菜颜色深绿、腹沟窄，而空心芹菜则颜色稍浅、腹沟宽。最好购买实心芹菜。

3.芹菜适宜竖着存放。垂直放的芹菜所保存的叶绿素含量比水平放的芹菜要多，且存放时间越长，差异越大。

食用禁忌

芹菜性凉质滑，脾胃虚寒、肠滑不固者慎食。

养生功效

平肝降压	芹菜含有的芹菜素可平肝降压，常用于肝经有热、肝阳上亢、眩晕等症的食疗。
补血	芹菜含铁量较高，能补充妇女行经期损失的血，是缺铁性贫血患者的最佳蔬菜，食之能避免皮肤苍白、干燥和面色无华，而且可使目光有神，头发黑亮。
减肥	芹菜富含膳食纤维，可减少脂肪和碳水化合物的吸收，因此，芹菜也是一种理想的绿色减肥食物。
镇静安神	芹菜含有的丁基苯酞具有镇静作用，对消除精神压力有良好的食疗效果。
利尿消肿	芹菜富含钾，可消除体内水钠潴留，利尿消肿。

时令美食 DIY

凉拌芹菜

原料 芹菜梗 200 克，水发海带 100 克，水发木耳 50 克，酱油、醋、香油、盐、白糖、味精各适量。

做法 ① 海带、木耳洗净切丝，用沸水焯熟。
② 芹菜梗洗净，切成 3 厘米长段，入沸水中煮 3 分钟后捞起，沥干。
③ 将海带丝、木耳丝及调味品与芹菜段拌匀即成。

养生功效 此菜肴可清热解毒，生津止渴，对糖尿病和高血压有一定的食疗效果，特别适合肥胖的糖尿病患者以及高血压患者经常食用。

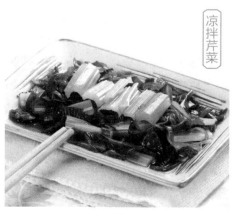

凉拌芹菜

橙子——汁多味美的"疗疾佳果"

味甘、酸，性凉，《本草纲目》记载橙子"生津止渴，开胃消食"。

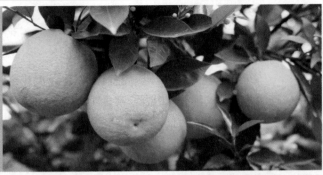

采收时间 1月 2月 3月 11月 12月

橙子，又称黄果、金环、柳丁等，芸香科柑橘属植物橙树的果实，是柚子与橘子的杂交品种。果实为圆球形，果皮有香气，颜色鲜艳，酸甜可口，是深受人们喜爱的水果。橙子不仅可以食用，且药用广泛，被称为"疗疾佳果"。

成熟期

橙子每年11月成熟，上市时间可延续到第二年3月。11月~12月为上市高峰期，此时的橙子汁多味美，香气浓郁，营养丰富。

主要产地

橙子性耐寒，分布较广，江西、湖北、湖南、四川、广西、贵州、云南、台湾等地均有出产。

适合人群

一般人群均可食用。胸膈满闷、恶心欲吐者，饮酒过多、宿醉未醒者，癌症患者及爱美女性宜多食。

选购储存

1. 在选购橙子时，以果形中等、饱满而有弹性、颜色橘红、富有光泽、皮薄且香气浓郁、无发霉、损伤或其他污染迹象者为佳。

2. 将橙子用纸包好放在阴凉处可保存一两个月。

食用禁忌

橙子性凉，脾胃虚寒，易腹泻者不宜多食。

橙中含较多鞣质，能与铁结合，妨碍铁的吸收和利用，缺铁性贫血者不宜多吃。

不宜空腹吃大量橙子，以免刺激肠胃。橙子果肉所含的维生素C是果汁的10倍，直接吃橙子要比喝果汁更有益健康。

养生功效

有益代谢、保护心血管	橙子富含多种有机酸、维生素，对人体新陈代谢有明显的调节作用，尤其对老年人及心血管病患者十分有益。
镇静安神	橙子的香味在空气中挥发后，可帮助人们缓解心理压力。精神紧张、惶恐不安的人，只要入睡前在床头放几个橙子，常能收到很好的镇定效果。
防癌抗癌	橙子富含维生素 C 和抗氧化物质，可提高身体抵挡细菌侵害的能力，清除体内对健康有害的自由基，抑制肿瘤细胞的生长。
降低胆结石发病率	橙子所含的维生素 C 可抑制胆固醇在肝内转化为胆汁酸，从而使胆汁中胆固醇的浓度下降，使两者聚集形成胆结石的机会减少。因此，多吃橙子可降低胆结石的发病率。
减肥排毒	橙子含膳食纤维，热量又低，想减肥的女性不妨多吃橙子。另外，多吃橙子还可以促进消化，助排便，减少体内积聚的毒素，对养护肌肤有益。

时令美食 DIY

胡萝卜鲜橙饮

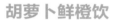

(原料) 胡萝卜 1 根，鲜橙 1 个。

(做法) ① 胡萝卜削皮，洗净，切块；橙子洗净，切块，去皮。

② 切好的胡萝卜和橙子放入搅拌机，加适量水，搅拌成果汁（不要过滤去渣），即可饮用。可早、晚空腹各饮 1 杯。

(养生功效) 胡萝卜含铁较为丰富，鲜橙富含多种维生素。这道饮品对肠胃不适、便秘、夜盲症、麻疹、百日咳及小儿营养不良等症有一定的辅助食疗功效。

胡萝卜鲜橙饮

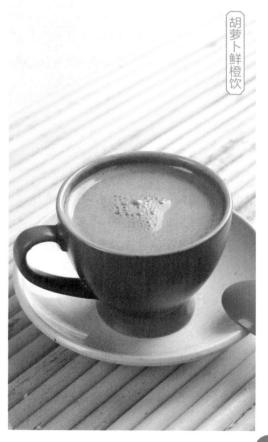

金橘——大吉大利的袖珍保健水果

味甘、酸，性温，《本草纲目》记载金橘"下气快膈，止渴解醒"。

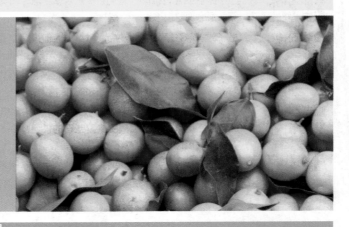

采收时间 11月 12月

金橘，又名金柑。金橘的皮肉难以分离，洗净后可连皮带肉一起吃下。金橘小巧玲珑且营养丰富，对人体健康非常有益，被人们称为"袖珍保健水果"。

成熟期

金橘树结果较晚，一般在11月~12月成熟，果实金黄、清香，挂果时间较长，是极好的观果花卉和食用水果。南方地区在春节时常用金橘贺岁，尤其是广东，过新年时，几乎家家户户大门、阳台上至少要摆两盆以上金橘以图吉祥。

主要产地

浙江、江苏、广西、江西、广东、四川等地。

适合人群

一般人群均可食用。

选购储存

1.选购金橘时以果形完整、丰满、大小均匀，果皮橙黄色、光滑而无黑斑，香气浓郁，且具重量者为佳。

2.金橘可放入冰箱内保存，也可用塑料袋密封后放在通风、阴凉处存放。常温下金橘可放2个星期，如存放超过1个月，金橘会缩水变干，不宜再食。

食用禁忌

金橘性温，因此口舌生疮、牙龈肿痛、大便干结等阴虚火旺者不宜多吃。

对金橘过敏的人不宜吃。

养生功效

化痰止咳	患有百日咳的儿童,宜用金橘煎水或泡茶饮用。金橘用糖腌压饼,名金橘饼,百日咳者嚼食之,可缓解咳嗽。
预防感冒	冬季吃金橘可增强人体抗寒能力,预防感冒。
保护心脑血管	金橘富含维生素C、金橘苷等成分,对维护心血管功能,预防血管硬化、高血压等疾病有一定的食疗作用。老年人常吃金橘能缓解并改善胸闷痰积、食滞胃呆等症,还能增强毛细血管弹性,预防心脑血管疾病。
止呕、止泻、消食化积	金橘所含的橘皮苷等物质,对肠道有双向调节作用。它不仅能起到抑制肠道平滑肌以达到止痛、止呕、止泻的作用,还能兴奋肠道平滑肌,促进消化,缓解脘腹胀满、食欲不振、嗳气等症。
理气解郁、消痈散结	金橘含有挥发油、金橘苷等特殊物质,具有令人愉悦的香气,有理气解郁、消痈散结的食疗作用,常食对女性经前乳房胀痛、早期急性乳腺炎的食疗效果显著。

时令美食 DIY

金橘蜜酒

原料 金橘 800 克,蜂蜜 20 毫升,白酒 1800 毫升。

做法 ① 洗净金橘,去皮分瓣,稍晾,备用。
② 将金橘与蜂蜜一起浸入白酒中,2 个月后过滤,取金橘压出汁液与酒混合即成。每次饮 20 毫升。

养生功效 漫长的冬季气温低下,很容易使肠胃功能紊乱。平时可以调制一些金橘蜜酒备用。此酒具有行气、和胃、止痛的作用,可调节胃肠功能。

金橘茶

原料 金橘 500 克,盐 20 克,白糖适量。

做法 ① 将金橘洗净,略晒至皮软即可,备用。
② 将盐均匀撒在金橘上,储于瓶中 3~6 个月。
③ 每次取盐渍金橘适量,洗去表面盐粒,捣烂,加白糖用开水泡饮即可。

养生功效 秋冬交际之时是感冒的多发季节,幼儿抵抗力尤其差,所以此时给幼儿多喝一些金橘茶。此茶可用于食欲不振、久咳不愈、小儿百日咳等症的食疗,也可预防感冒。

金橘茶

鲢鱼 ——既能健身，又能美容

味甘，性温，《本草纲目》记载鲢鱼"温中暖胃，补气润肤"。

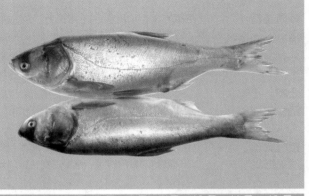

采收时间 | 1月 | 2月 | 3月 | 4月 | 5月 | 6月 | 7月 | 8月 | 9月 | 10月 | 11月 | 12月

鲢鱼，又称白鲢、鲢子、扁鱼，是一种营养很丰富的水产品。俗话说："青鱼尾巴鲢鱼头。"鲢鱼味美，鱼头也颇为鲜美，尤其在小雪后，脑满肉肥。

成熟期

鲢鱼四季可食，以每年 11 月~12 月的鲢鱼最为细嫩、鲜美。

主要产地

各大水系均有此鱼，但以长江流域中、下游地区为主要产地。

适合人群

一般人群均可食用。

选购储存

1.选购鲢鱼时，以眼球突出，角膜透明，鱼鳃色泽鲜红，鳃丝清晰，鳞片完整有光泽，不易脱落，鱼肉坚实、有弹性者为佳。

2.如买回的鲢鱼一次吃不完，可去除内脏，清洗干净，擦干水分，用保鲜膜包好，放入冰箱冷冻保存。如冷藏，则需在一两天内食用；如冷冻则可长期保存（建议不要超过 2 个月），但味道不如新鲜的好。

食用禁忌

目赤、疔疮、瘙痒患者忌食。

感冒发热或大便秘结者少食为宜。

养生功效

补虚养血	年老体弱、病后气血衰虚、皮肤粗糙等症患者，常食鲢鱼可起到滋润补虚的食疗功效。
益智、有益血管	鲢鱼富含蛋白质，对促进智力发育，降低胆固醇、血液黏稠度和预防心脑血管疾病有一定的辅助食疗功效。
润肤养颜	鲢鱼富含胶质蛋白，既能健身，又能美容，是女性滋养肌肤的理想食物，对皮肤粗糙、脱屑、头发干脆易脱落等均有食疗作用。

时令美食DIY

鲢鱼焖豆腐

（原料）鲢鱼1条，豆腐200克，葱白段、姜片、酱油、盐、味精各适量。

（做法）① 将豆腐洗净，切成小块；鲢鱼剖肚洗净，在鱼背两侧肉上各斜切3刀，沥干水分，备用。

② 锅内放油，烧到六成热，将鱼下锅油煎至微黄，放入豆腐，加酱油、盐、葱白段、姜片和适量水，加盖焖煮至熟透，加味精调味即可。

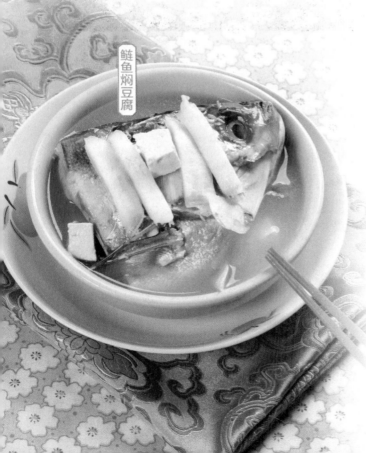

鲢鱼焖豆腐

（养生功效）小雪后的鲢鱼脑满肉肥，用来炖豆腐，实是一道温中补气、暖胃、润泽肌肤的养生佳肴，适宜脾胃虚寒体质，溏便、皮肤干燥者食用，也可作为脾胃气虚所致的乳少等症的食补品。

天麻鱼头汤

（原料）鲢鱼头2个，火腿片、天麻、盐、姜片、料酒各适量。

（做法）① 将鱼头去鳃，洗净污物后切为两半；天麻洗净，沥干水分，备用。

② 锅置火上，加油爆香姜片，放少许料酒，倒入鲢鱼头，约2分钟后取出；锅内加适量水，先放鲢鱼头，再放入天麻和火腿片，炖至水沸时，改用小火炖2~3小时，放入适量盐调味即成。

（养生功效）鲢鱼头肉质细嫩，富含卵磷脂，常食有助增强记忆力。天麻具有益气定惊、镇痛养肝、祛风湿、强筋骨等功效。此汤对神经衰弱、眩晕头痛等症均有一定的食疗功效。

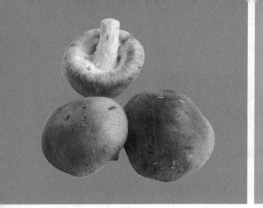

油菜——清热解毒防上火

味辛，性温，《本草纲目》记载油菜"活血化瘀，解毒消肿，宽肠通便，强身健体"。

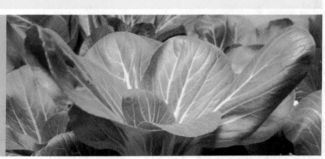

采收时间 1月 2月 12月

油菜属于油菜科植物，是由"青芫"改良而成的叶菜，叶子的形状、颜色都有点像白菜。冬、春两季可以采薹心当菜吃，到3月就老得不能吃了。油菜是我国主要的油料作物和蜜源作物之一，也是人们常食的绿色蔬菜。

成熟期

油菜在9月~10月播种，当年12月至第二年2月采收。

主要产地

我国油菜主要分布在长江流域一带，春播秋收的一年生油菜主要分布在新疆、甘肃、青海和内蒙古等地。

适合人群

一般人群均可食用。油菜有活血化瘀、解毒肿、宽肠通便的食疗功效，特别适宜口腔溃疡、牙龈出血、牙齿松动、瘀血腹痛、癌症患者食用。

选购储存

1.选购油菜时,要挑选新鲜、油亮、无虫、无黄叶的嫩油菜,如果用两指轻轻一掐即断的油菜就比较嫩。

2.带有花苞的青菜薹是最好的,前后可采摘时间大概有1个月左右,是江南地区典型的时令蔬菜。上海青抽薹后则质老,不宜选用。

3.油菜用纸包裹后冷藏只能维持两三天,不宜久存。

食用禁忌

用油菜制作菜肴,炒、煮的时间不宜过长,以免损失营养。

吃剩的熟油菜过夜后就不要再吃,以免摄入过多的亚硝酸盐,诱发癌症。

养生功效

补钙壮骨	油菜钙的含量在绿叶蔬菜中较高,能强健骨骼或牙齿,是儿童、妇女和老年人补钙壮骨的佳品。
清热解毒	冬季因吃火锅上火而引发的口腔溃疡、口角炎、口干舌燥等症,可常吃油菜清热解毒、祛风泻火。此外,油菜还能增强肝脏的排毒机制,对皮肤疮疖、乳痈有食疗作用。
降低血脂	油菜富含膳食纤维,能与胆酸盐和食物中的胆固醇及甘油三酯结合,并从粪便中排出,从而减少脂类的吸收,故可用来降血脂。
促进排便	油菜富含膳食纤维,能促进肠道蠕动,缩短粪便在肠腔停留的时间,从而缓解便秘症状。

时令美食DIY

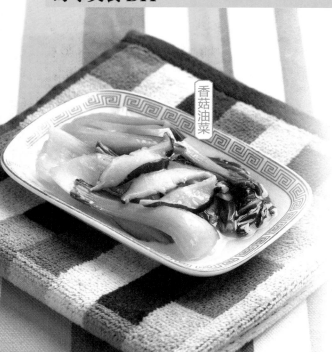

香菇油菜

香菇油菜

原料 油菜300克,鲜香菇60克,盐、味精各适量。

做法 ① 将油菜择洗干净,备用。
② 将鲜香菇洗净,切片,备用。
③ 锅放油烧热,倒入鲜香菇片翻炒,闻到香菇香味后,加入油菜一同翻炒,熟后,放盐、味精调味即可。

养生功效 油菜可清热解毒、活血祛瘀、散瘀消肿,香菇可补虚、健脾、化痰。两者搭配而成的这道菜肴清香可口、营养滋补,有很好的保健功效。

185

青蒜 —杀菌驱寒，预防流感

味辛，性温，《本草纲目》记载青蒜"祛寒、散肿痛、杀毒气、健脾胃"。

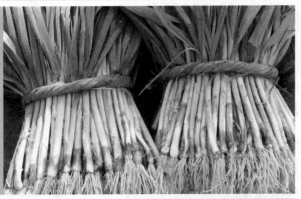

采收时间 1月 2月 12月

青蒜，又叫蒜苗，是大蒜幼苗发育到一定时期的青苗，可在没有长蒜薹前食用。它具有蒜的香辣味道，可食用其柔嫩的蒜茎和叶梢，炒菜、凉拌均可。

成熟期

青蒜可越冬生长，一般在头年深秋播种，12月至第二年2月是青蒜的收获旺季。

主要产地

全国各地均有生产。

适合人群

一般人群均可食用。

肝细胞受损者和癌症患者宜多食。

选购储存

1. 选购青蒜时以叶子柔嫩、叶尖不干枯，株棵粗壮、整齐洁净、不易折断者为佳。

2. 青蒜不宜保存，最好现买现吃。

食用禁忌

青蒜不宜久煮，否则辣素会被破坏，杀菌作用会降低，同时也会失去清爽的口感。

养生功效

杀菌、防流感	青蒜含有辣素,杀菌能力强,对病原菌和寄生虫都有良好的杀灭作用,因此,常吃青蒜可以预防流感、防止伤口感染、缓解感染性疾病症状和驱虫。
降血脂	青蒜中含有丰富的维生素 C,有明显的降血脂、预防冠心病和动脉硬化的作用,还可防止血栓的形成。
护肝、预防癌症	青蒜中的有益成分能保护肝脏,激发肝细胞脱毒酶的活性,可阻断亚硝胺致癌物质的合成,从而预防癌症的发生。
消食化积	青蒜的辣味主要来自其含有的辣素,这种辣素具有消食、化积的作用。

时令美食 DIY

青蒜炒肉丝

原料 青蒜 250 克,猪瘦肉 100 克,甜椒 50 克,盐、味精、料酒、水淀粉各适量。

做法 ① 将猪瘦肉洗净、切片,用料酒、水淀粉拌好,备用。

② 将青蒜择洗干净,切成小段;甜椒洗净、切丝备用。

③ 锅放油烧热,加入猪肉片煸炒,加盐和少量水煸炒至肉熟透,入青蒜段、甜椒丝继续翻炒到入味,加味精调味即成。

养生功效 青蒜炒肉丝具有暖补脾胃、滋阴润燥的食疗功效,适用于体虚乏力、食欲不振、大便干结、脘腹痞满等症的食疗。

青蒜烧黄鱼

原料 黄鱼 500 克,青蒜 200 克,姜丝、白糖、盐、料酒、酱油各适量。

做法 ① 将青蒜洗净,切成 5 厘米长的段;黄鱼去鳃、刮鳞、剥去鱼头衣、清除内脏,洗净,用洁布吸干鱼身表面水分,在鱼身两侧肉厚处各斜划 3 刀。

② 锅置火上,倒油,油热后放入黄鱼稍煎,随即倒入料酒、酱油、白糖、姜丝和适量清水,放入青蒜段、盐,加盖焖烧 5~7 分钟,汤汁浓稠即成。

养生功效 青蒜香软,小黄鱼鲜嫩,该道菜汤汁浓醇,有健脾开胃、增进食欲的作用。尤其适用于食欲不振者、妇女产后体虚者食用。

鸡蛋炒青蒜

原料 鸡蛋 2 个,青蒜 50 克,盐适量。

做法 ① 青蒜洗净,切成 3 厘米长的段;鸡蛋打入碗内,加盐搅匀。

② 锅中放油烧热,将鸡蛋倒入锅内,炒散倒出。

③ 再加少许油入锅中烧热,放入青蒜段翻炒,加适量盐,放入炒好的鸡蛋,翻炒均匀,盛盘即可。

养生功效 鸡蛋是营养丰富的食物,含有蛋白质、脂肪、核黄素、卵磷脂、维生素,还含有铁、钙、钾等人体所需矿物质;青蒜含有蛋白质、胡萝卜素、维生素 B_1、核黄素等营养成分;二者搭配成菜,营养又美味。积食者吃此菜肴可消积食。

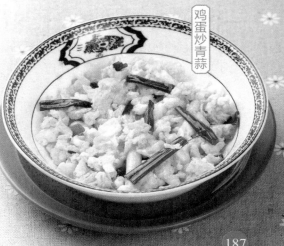

鸡蛋炒青蒜

香菇——药食兼用的"山珍"

味甘，性平，《本草纲目》记载香菇"利肝益胃，扶正补虚"。

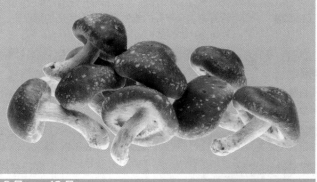

采收时间 | 1月 | 2月 | 3月 | 12月

香菇，又名香蕈、香菌，菇肉呈白色，肥厚，质滑嫩，有韧性，味道鲜美独特，香气沁人，营养丰富，素有"植物皇后"之誉，为"山珍"之一，是一种药食兼用菌。

成熟期

香菇耐寒，菌丝要经过一年或两年才能生长为子实体，发育成香菇。香菇一般在当年12月至第二年3月成熟采收。鲜香菇干燥后，一年四季可食。

主要产地

山东、河南、浙江、福建、台湾、广东、广西、安徽、湖南、湖北、江西、四川、贵州、云南、陕西、甘肃等地。

适合人群

一般人群均可食用。高血压、高胆固醇、高脂血症者宜常食用。

选购储存

1. 入冬后如果天气忽寒忽暖，香菇的菌盖表面会龟裂出花纹，这样的香菇品质最好，又被称为"花菇"。

2. 冬季温度低于12℃时生长出来的香菇香气浓，肉质厚，大小基本均匀，为食用首选；温度高于20℃生长的香菇菇盖边缘容易向上翻卷，形成薄菇，菇柄纤维增多，菇质较差。

3. 香菇必须干燥后才能储存。储存容器内必须放入适量的块状石灰或干木炭等吸湿剂，以防反潮。

4. 香菇具有极强的吸附性，必须单独储存，即装香菇的容器不得混装其他物品。

食用禁忌

香菇性腻滞，故产后、病后及中寒有滞者忌服。

干香菇应用冷水浸泡，时间不宜过长，否则会使鲜味大大降低，从而影响香菇的食用价值。

养生功效

健脑益智	我国古代就已发现香菇类食物有提高脑细胞功能的作用。现代医学认为，香菇含有丰富的精氨酸和赖氨酸，常吃香菇可健脑益智。
降脂、降压	香菇含有香菇腺嘌呤等成分，可以降血脂，对高血压、冠心病及糖尿病等病症有较好的食疗效果。
调节人体免疫力	常食香菇能抗感冒病毒，因为香菇含有一种干扰素诱导剂，能诱导体内干扰素的产生，干扰病毒蛋白质的合成，使其不能繁殖，从而调节人体免疫力。
抗癌	香菇中含有一种 β - 葡萄糖苷酶，这种物质有抗癌作用，故香菇又称为"抗癌的新兵"。香菇可预防多种恶性肿瘤，如肺癌、胃癌、食管癌、肠癌等。常吃香菇，可增强抗癌能力。
抵抗病毒	香菇菌丝体水提物可抑制细胞吸附病毒，能预防单纯疱疹病毒、巨细胞病毒所引起的各类疾病。
强壮骨骼	香菇含有大量的可转变为维生素 D 的麦角甾醇和菌甾醇，常食能预防人体因缺乏维生素 D 而引起的血磷、血钙代谢障碍导致的佝偻病及骨质疏松症。
预防便秘	香菇富含膳食纤维，可促进肠道的蠕动，常食能预防便秘。

时令美食DIY

香菇鸡汤

原料 土鸡腿 300 克，香菇 30 克，红枣 10 克，姜 1 小块，料酒、盐各适量。

做法 ① 将土鸡腿洗净剁小块，入沸水氽烫后捞出。

② 香菇用温水浸泡，去蒂；红枣泡软；姜洗净拍松。

③ 把所有食材放入砂锅，再加适量清水，大火烧开后用小火炖 1 小时即成。

养生功效 香菇鸡汤有补气血、养颜、调节免疫力、预防感冒的食疗功效；鸡肉可以温中益气、活血强筋、健脾养胃。香菇是冬季的产物，用香菇和鸡一起熬汤，香菇中的有效成分溶解在汤内，可提高人体吸收率，从而调节人体的免疫力。

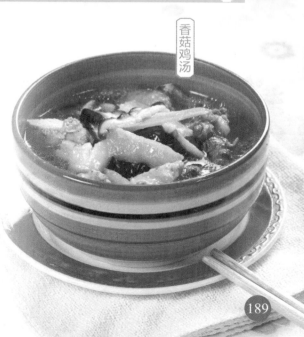

香菇鸡汤

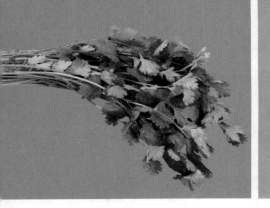

香菜——除腥解腻，增进食欲

味辛，性温，《本草纲目》记载香菜"辛温香窜，内通心脾，外达四肢"。

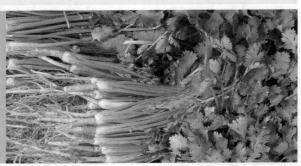

采收时间 | 1月 2月 3月 4月 5月 6月 10月 11月 12月

香菜，又名芫荽、胡荽，是西汉张骞出使西域时引入的。它的嫩茎和鲜叶有种特殊的香味，常被用作菜肴的点缀、提味之物。

成熟期

香菜一般从8月下旬开始至第二年4月上旬都可以随时播种，播种后6~9周即可采收，1月~3月是其采摘食用的高峰期。

主要产地

全国各地均有种植。

适合人群

一般人群均可食用香菜。

香菜可健脾消食，食欲不振者、外感风寒者、脱肛患者宜食。

香菜有发汗透疹的功效，感冒、小儿荨麻疹患者尤其适合食用香菜。

选购储存

1.选购香菜时，应挑选棵大、颜色

绿、带根者。香菜分大叶品种和小叶品种，其中小叶品种香味较浓。

2. 香菜耐寒，叶片完整不腐烂者放在冰箱中可储存 3 周左右。

食用禁忌 ❗

经常患感冒的人应该避免食用香菜，因为这类人常存在不同程度的气虚，而香菜味辛能散，多食或久食，会耗气，损精神，进而引发或加重气虚，导致感冒更加频繁。

气虚者（表现为多汗、乏力、倦怠等症状）应少吃或不吃香菜。产后、病后初愈的患者常常气虚，因此也应少食香菜。

腐烂、发黄的香菜不要食用，因为这样的香菜已没有了香味，还可能产生毒素。

服用补药和白术、丹皮等中药时，不宜同食香菜，否则会降低补药的疗效。

养生功效 👍

清热透疹	香菜的提取液能促进汗腺分泌，使人发汗，具有清热解表的作用。中医将其作为发汗透疹的良药，多用于感冒无汗和儿童荨麻疹、风疹透发不畅等病症。
增进食欲	香菜辛香，其所含的挥发性香味物质，能促进唾液分泌，加快胃肠蠕动，增进食欲。
提高视力	香菜含有糖、维生素C、胡萝卜素、烟酸、钙、磷、铁等营养素，还含胡荽油、正葵醛、芳樟醇等成分，具有促进外周血液循环的作用，对提高视力、减少眼疾有一定作用。
生发阳气	春季应肝，主生发疏泄，而香菜辛温升散，恰好有助于春天阳气生发。
除腥解腻	香菜含有的香味物质能去除肉类的腥膻味，在一些菜肴中加些香菜，能起到去腥膻、增味道的独特作用。因食用油腻食物积滞而引起胃痛的人，将新鲜香菜洗净捣烂取汁服用，可有效缓解胃痛。

时令美食 DIY 🍲

胡萝卜香菜粥

原料 糯米、胡萝卜各100克，香菜10克，盐适量。

做法 ① 胡萝卜去皮洗净，切成细丝；香菜洗净，剁成细末；糯米洗净，用冷水浸泡3小时，捞出沥干。

② 锅中加入适量清水，放入糯米，大火煮沸后，搅拌几下，加入胡萝卜丝，改用小火煮至成粥。

③ 加入盐、香菜末，搅拌均匀，煮沸即可。

养生功效 补肝明目、开胃健脾、清热生津、止咳消胀。

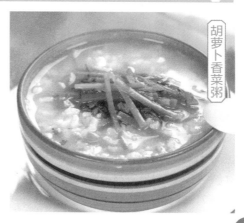

胡萝卜香菜粥

图书在版编目（CIP）数据

《本草纲目》时令饮食养生攻略：有声版 / 杨秀岩
主编. -- 北京：中国轻工业出版社, 2025. 4. -- ISBN
978-7-5184-5227-9

Ⅰ. R281.3；R247.1

中国国家版本馆CIP数据核字第2024VM7440号

责任编辑：胡　佳　　　责任终审：高惠京　　　设计制作：逗号张文化
策划编辑：张　弘　　　责任校对：朱燕春　　　责任监印：张京华

出版发行：中国轻工业出版社（北京鲁谷东街5号，邮编：100040）

印　　刷：北京博海升彩色印刷有限公司

经　　销：各地新华书店

版　　次：2025年4月第1版第1次印刷

开　　本：710×1000　1/16　印张：12

字　　数：250千字

书　　号：ISBN 978-7-5184-5227-9　定价：59.80元

邮购电话：010-85119873

发行电话：010-85119832　010-85119912

网　　址：http://www.chlip.com.cn

Email：club@chlip.com.cn